用走路改善腰腿痛、O型腿、拇趾外翻

緩步腳跟慢行

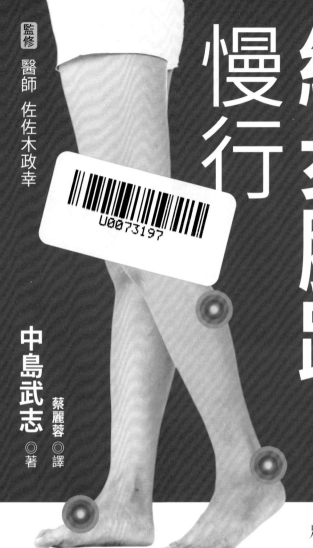

監修 醫師 佐佐木政幸

中島武志◎著

蔡麗蓉◎譯

足・腰・ひざの痛みが消える
ゆるかかと歩き

有這些煩惱嗎？

「拇趾外翻很痛。」

「走路時腰就會莫名其妙痛起來。」

「腳很寬找不到合適的鞋子穿。」

「想要治好O型腿。」

「一走路膝蓋就痛。」

「肩膀痠痛得厲害。」

「姿勢不良。」

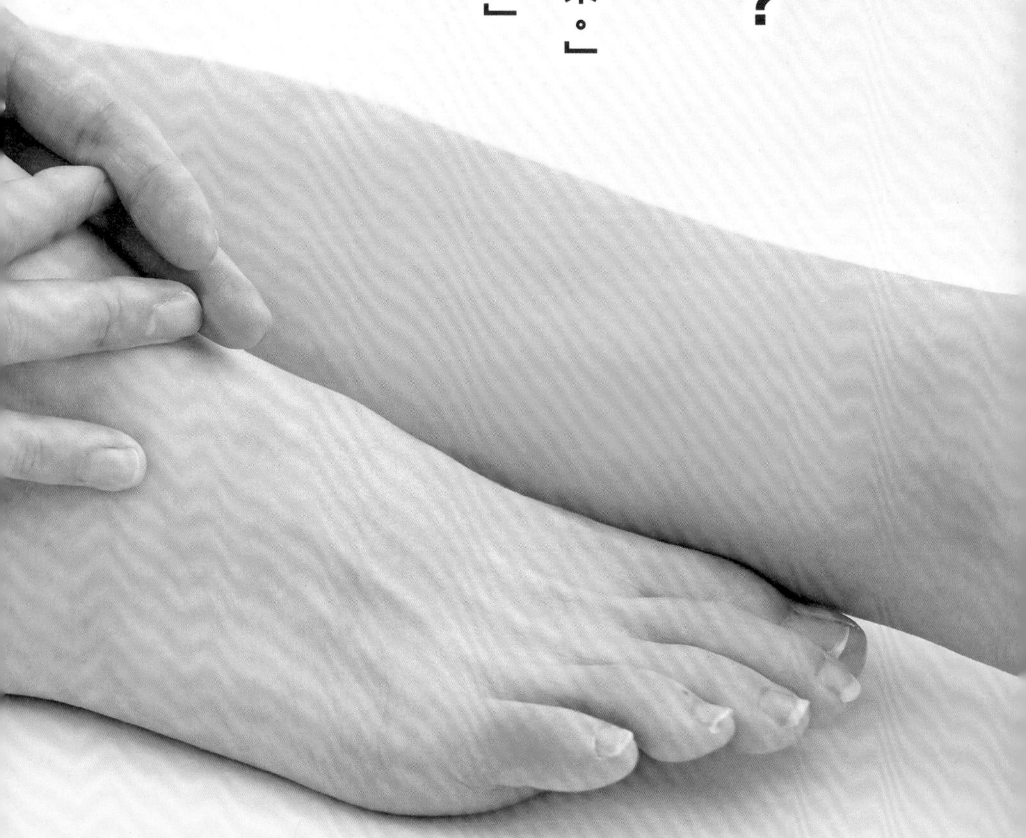

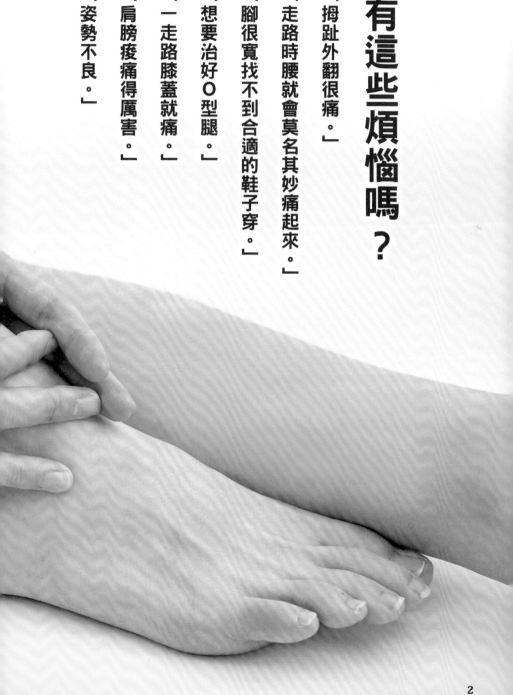

「雙腳容易疲勞，無法長時間行走。」

有一種步行法
可以改善這些問題。
也許會質疑，
「單靠步行法不可能解決這些問題」。
可能會難以置信，
但是確實存在這樣的步行法。
本書要介紹的
「放鬆腳跟步行法」，
不僅能帶大家解決足部的問題，
還能幫助大家解決身體上的各種問題。

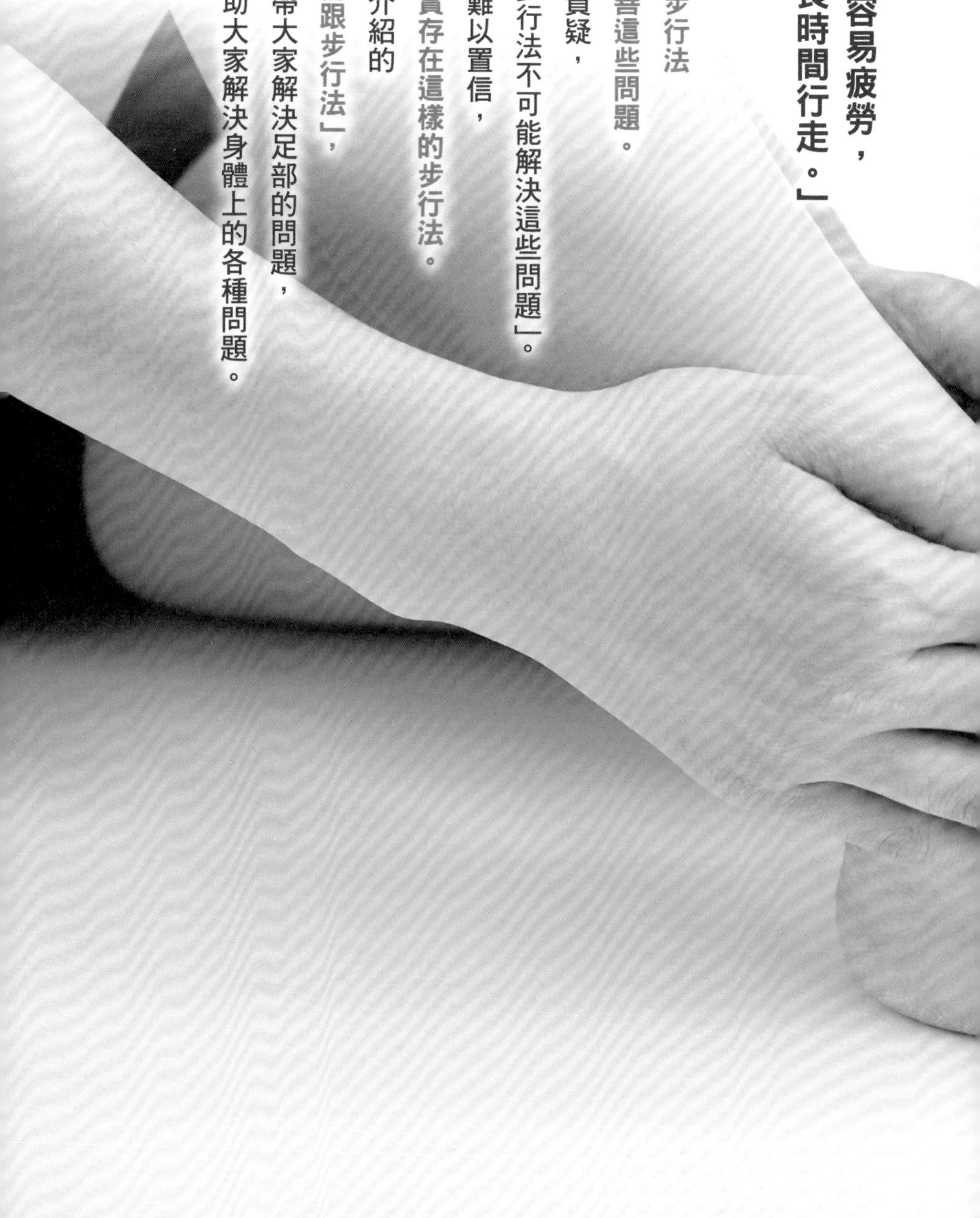

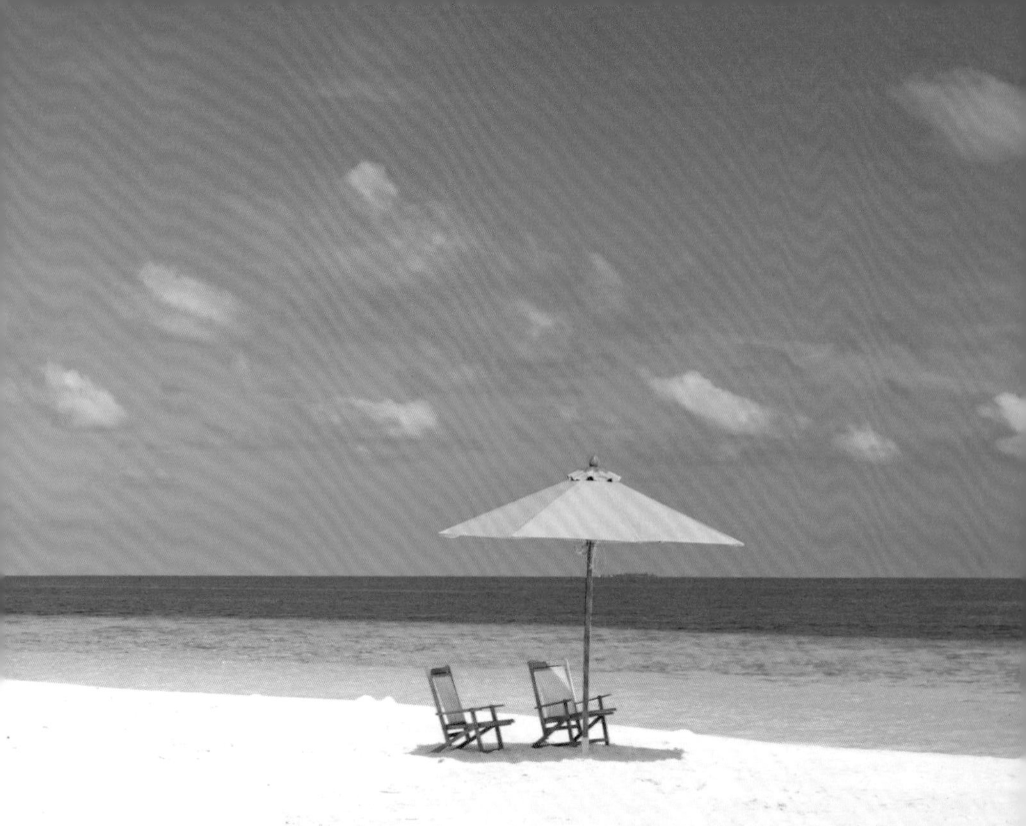

因為「放鬆腳跟步行法」，

是考量到人體結構後，

最合理的自然行走方式。

當初我在馬爾地夫生活時，

從沙灘得到了靈感，

只要能掌握「放鬆腳跟步行法」，

就不會對腳痛、腰痛、

膝痛治不好而感到絕望了。

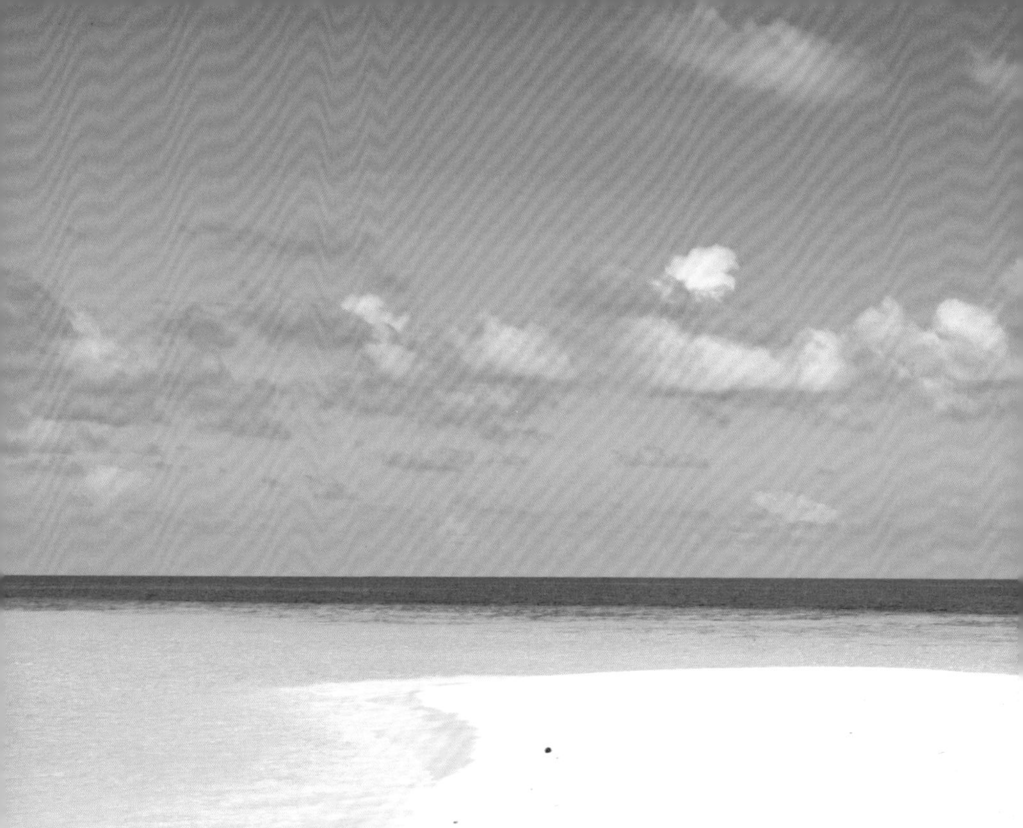

甚至能讓各位

從此告別拇趾外翻、
腳寬、O型腿、
無法長時間走路的煩惱！

前言

冒昧的問大家一個問題。

「若要每天健康快樂地生活，身體最重要的是哪一個部位？」

有些人可能會說：「要是心臟停止跳動就會死亡，所以最重要的就是心臟！」

有的人也許會說：「當眼睛看不見就什麼也做不了，所以眼睛是最重要的！」

我想會有許多不同的答案。

這些答案都沒有錯。

可是，我認為**「腳」才是最重要的部位。**

為什麼呢？

現在請在腦海中想像一下，

心目中「健康的生活」、「活力十足又快樂的生活」。

在想像當中，是不是將**「能夠用自己雙腳走路」**
這種理所當然的事情內建進去了呢？
可以用自己的雙腳，在想要的時間去想去的地方。
可以毫無恐懼地挑戰想要嘗試的嗜好及運動。
還有即使在購物和旅行時，
甚至在日常生活當中，雙腳也不會感到疲勞或疼痛。
就算會感到疲勞或疼痛，只要經過一夜的睡眠即可恢復。
如果腳可以這樣過一輩子的話，不覺得是一件非常幸福的事嗎？

但是，現實又是如何呢？

「髖關節痛到晚上睡不著。」
「膝蓋很難受連爬樓梯都困難。」
「拇趾外翻痛得不想出門。」

諸如此類，有很多人都飽受足部「疼痛」的困擾。

不僅如此。

「水腫很嚴重。」

「擺脫不了手腳冰冷。」

「很容易疲勞。」

「雖然切除了會痛的雞眼，卻怎麼也無法根治。」

「捲甲讓人困擾到考慮動手術。」

除了這些問題，再加上下述外觀上的煩惱，比方說：

「試過各種方法想要治好O型腿，卻都沒有效果。」

「覺得大腿很粗很丟臉，都不敢穿褲子。」

「腳太寬，很難買到鞋子。」

相信擔心自己雙腳問題的人，數量應該十分驚人。

除此之外，這些足部症狀通常多數都屬於長期患有的慢性症狀。

我想很多問題大家都不知道該去哪裡尋求建議，也不知道如何改善才好。

而且，足部狀態好壞的影響，不僅限於足部。
事實上有非常多的人，
都是因為足部狀態不佳，影響到走路方式及站立方式，
進而引發腰痛、肩膀痠痛、脖子痛還有偏頭痛等情形。

大家有何感想呢？
應該已經能夠了解，
想要每天健康快樂地生活，雙腳為什麼非常重要的理由了。
如果可以改善雙腳的狀態，也許就能解決現在面臨的許多問題。
只要一切順利的話，將煩惱一網打盡，
讓困擾身體不適如「黑白棋」一樣全部翻轉成理想狀態，也不會僅僅是一個夢想了。
話說回來，怎麼做才能擁有如此理想的足部狀態呢？

理想的足部狀態，換言之就是健康的雙腳，取決於一個人的「走路方式」。

我應該先自我介紹。

我叫作中島武志，是一般社團法人Native-walking協會代表，也是一名步行指導專家。

我在新大阪開了一家足部專科治療所，

除了提供治療之外，每天都在指導許多飽受足部困擾的患者如何走路。

或許大家難以置信，其實只要改善走路方式，

就可以**消除肩膀痠痛、腰痛及膝痛**，

不只是能讓姿勢和足部（雙腳）的外型變好看，

更可以改善拇趾外翻等足部問題，走路就會變得非常輕鬆。

學習輕鬆又穩定的走路方式，除了足部之外，對於身體上的各式症狀也會有效果。

這正是本書要為大家介紹的**「放鬆腳跟步行法」**。

這樣的效果甚至讓體驗過的人都驚嘆不已，並且口耳相傳，

如今除了患者之外，來自日本各地的治療師也紛紛前來學習這些專業知識。

走路是一輩子的事。
只要改變走路方式，今後就不必再擔心腳痛或足部症狀。
「放鬆腳跟步行法」，可以說是一種改變人生的走路方式。

我想將這種「放鬆腳跟步行法」傳授給更多人知道。
而且我想要盡可能解決多數人的煩惱。
這就是我寫這本書的原因。
期盼「放鬆腳跟步行法」會對人生有幫助。

Native-walking協會代表　中島 武志

由於我天生左右腳長短不一，所以從小就會被人嘲笑走路很奇怪。
這幾年又開始出現髖關節疼痛的問題，讓我十分困擾。
沒想到，當我開始嘗試放鬆腳跟步行法後，**髖關節疼痛竟突然消失了，別人還說我的走路方式變正常了**，真的讓我非常開心！

K小姐（30多歲・女性）

拇指外翻加上風濕發作，
讓我走路不太方便，
而且每天都覺得很累，就快要得憂鬱症了。後來只是改變走路方式，
步行時就變得輕鬆許多，
疲勞也了減輕一半！
令我驚訝的是，本來一直以為不會再變好的**拇趾外翻，**
也獲得了改善。

K女士（50多歲・女性）

體驗者回響

雙腳和身體都變年輕了！

自從我開始工作以來，
從來沒有肩膀不會痠痛的一天。
後來在朋友的介紹下，
我試著去學習放鬆腳跟步行法後，
過去不管做什麼也消除不了的肩膀痠痛，現在已經完全沒感覺了！
我希望有更多的人，都能體會改善走路方式的效果就好了。

N女士（40多歲・女性）

由於我必須站著工作，
所以雙腳水腫到自己都不想看，這件事一直讓我很困擾。
這幾年在早上醒來時，就已經感到水腫得厲害。
沒想到
只是改變走路方式，
雙腳就變得如此纖細。
真希望早點知道就好了（笑）！

N女士（40多歲・女性）

我每天都過得很痛苦，
因為雙腳難以承受的沉重、無力感，讓我一度想要辭掉好不容易找到的工作。
後來我發現可能是走路方式有問題，後來便決定要來學習放鬆腳跟步行法。
以前我都不知道**走路是這麼輕鬆的事情，讓我備感震驚。現在我每天都很享受走路的樂趣。**

W先生（20多歲・男性）

我長年飽受**膝痛困擾**，
正當要手術的前一刻，
在孫子的建議之下，
我決定去學習步行法。
起初我一直很質疑，
「光靠步行法怎麼可能有何改變」，但是隨著日子一天天過去，疼痛居然逐漸減輕了。
我很感謝孫子的建議，讓我不用動手術就能改善。

Y女士（70多歲・女性）

放鬆腳跟步行法

我的身體並不胖，
就是腳很粗，
這是我最大的煩惱。
我也有輕微的拇趾外翻，後來我便開始嘗試放鬆腳跟步行法，沒想到除了拇趾外翻如我所希望的得到改善之外，而且我的**大腿也變細了**，真的叫人非常開心！
現在我可以**毫不猶豫地穿上緊身褲了！**

T小姐（20多歲・女性）

我長期患有**腰痛**的毛病，
但是我每天都得做蕎麥麵，
所以莫可奈何。
不過，有一次被人指出我的走路方式和站立方式有問題，於是我開始努力改善走路方式。
以前我**一年會有好幾次痛到動不了，如今看來就像過往雲煙。**
我真的很高興有察覺到這一點。

K先生（40多歲・男性）

放鬆腳跟步行法

對無法治癒的拇趾外翻非常有效！

※測量結果是截取固定期間內的數字變化。放鬆腳跟步行法持之以恆地做下去，可望獲得進一步改善。

拇趾外翻自我檢測法

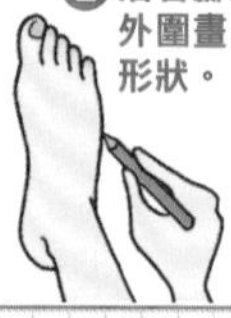

❶沿著腳的外圍畫出形狀。

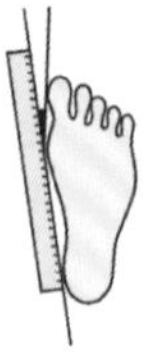

❷如圖所示，用尺在兩處畫線，並測量交叉位置的角度。

超過15° 就是拇趾外翻！

- 15°～19° ▶▶ 輕度拇趾外翻
- 20°～39° ▶▶ 中度拇趾外翻
- 40°以上 ▶▶ 重度拇趾外翻

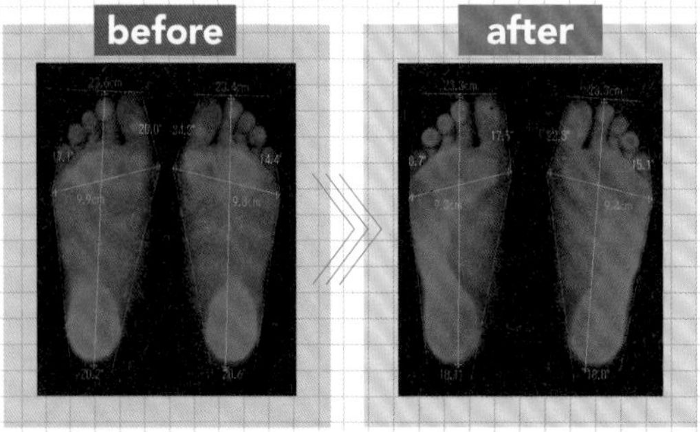

karte 1

K小姐（20多歲・女性）

我每天走路上班時都覺得很痛苦，甚至考慮要辭職在家工作。不但拇趾外翻很痛，大腿也水腫得厲害。這種情形就在我改變走路方式後，發生了巨大變化！連我先生都驚訝地發現我的大腿變細了，而且我走路時也完全不覺得難受了。多虧了放鬆腳跟步行法，現在我才能繼續工作！

右腳拇趾角度	左腳拇趾角度	右腳寬度	左腳寬度
28.0°	34.2°	9.9cm	9.8cm
−10.5° ▶ 17.5°	−11.9° ▶ 22.3°	−0.6cm ▶ 9.3cm	−0.4cm ▶ 9.4cm

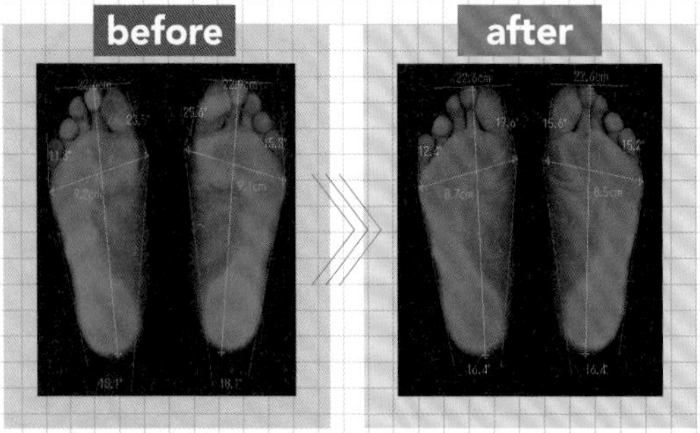

karte 2

M女士（40多歲・女性）

我在一處會所負責配膳的工作，一整天下來讓我的拇趾外翻痛到受不了。我試過貼紮和護具，卻都沒有效果。沒想到，我只是改變了走路方式，疼痛便逐漸改善了！而且我的腳寬也變小，現在可以穿得下以前不能穿的鞋子了，真的好開心！

右腳拇趾角度	左腳拇趾角度	右腳寬度	左腳寬度
23.5°	25.6°	9.2cm	9.1cm
−5.9° ▶ 17.6°	−10.0° ▶ 15.6°	−0.5cm ▶ 8.7cm	−0.6cm ▶ 8.5cm

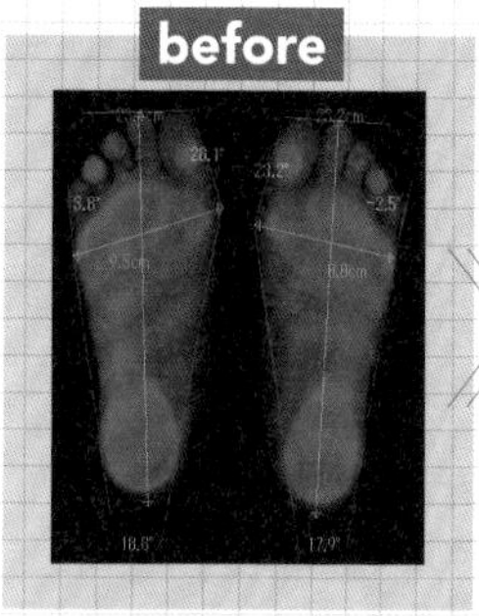

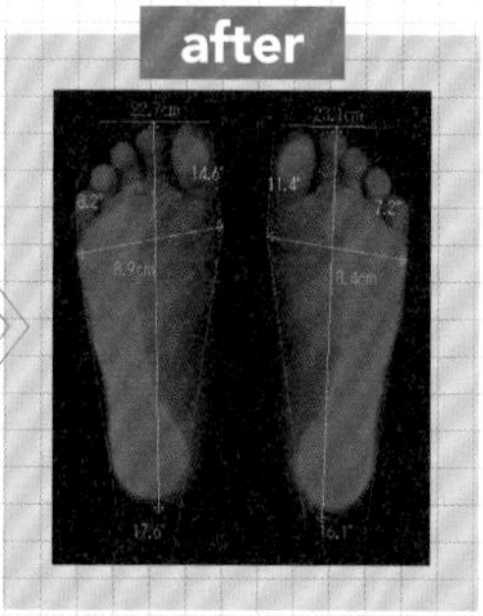

karte 3

M小姐（30多歲・女性）

我從小學開始就有拇趾外翻，我已經放棄治療，畢竟生來如此所以莫可奈何。當我聽說有一種步行法可以治好拇趾外翻時，我是半信半疑，但是學會之後真的體會到它的效果。後來我的疼痛完全消失，雙腳角度也恢復正常。我真的很慶幸當初沒有放棄。

右腳拇趾角度	左腳拇趾角度	右腳寬度	左腳寬度
28.1°	23.2°	9.5cm	8.8cm
−13.5° ▶ 14.6°	−11.8° ▶ 11.4°	−0.6cm ▶ 8.9cm	−0.4cm ▶ 8.4cm

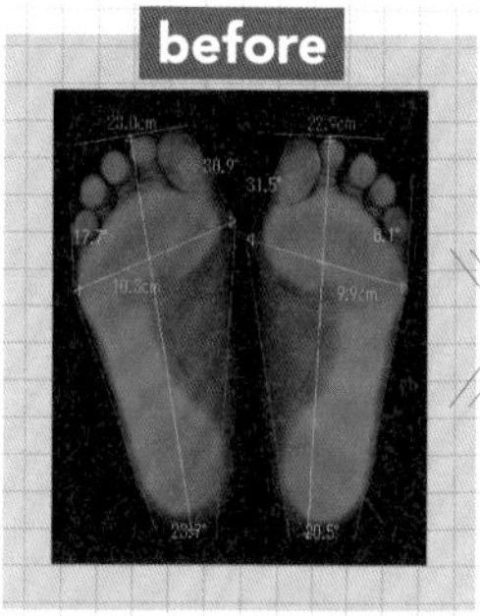

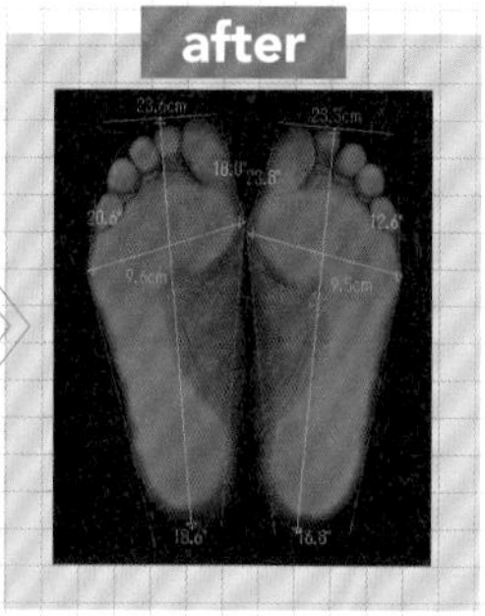

karte 4

H女士（80多歲・女性）

以前我並沒有那麼在意，但是測量腳的角度後竟然是拇趾外翻。我已經上了年紀了，而且也不會痛，所以並沒有打算積極治療，不過為了能靠自己的雙腳走路，我還是試著學了放鬆腳跟步行法。結果，我不但走路更穩、更輕鬆了，就連當初不抱希望的拇趾外翻也得到改善！我也不必再擔心膝痛和腰痛了。

右腳拇趾角度	左腳拇趾角度	右腳寬度	左腳寬度
30.9°	31.5°	10.3cm	9.9cm
−12.9° ▶ 18.0°	−7.7° ▶ 23.8°	−0.7cm ▶ 9.6cm	−0.4cm ▶ 9.5cm

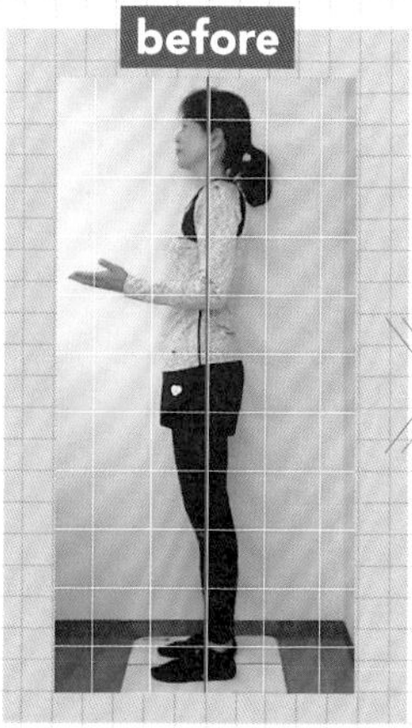

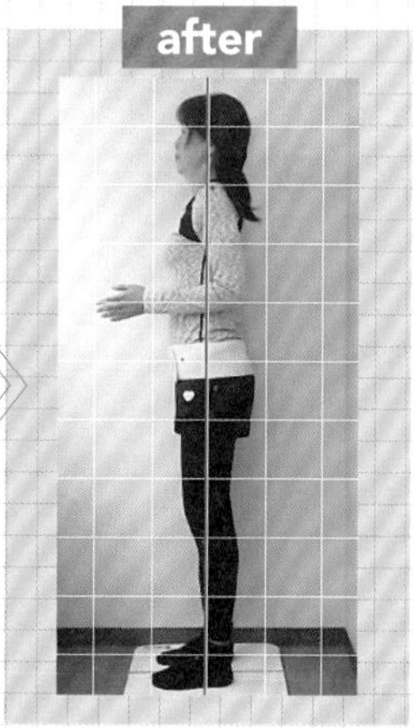

姿勢也改善了！

I女士（50多歲・女性）

before是腹部比胸部頂端凸出。因為骨盆前傾的關係，聽說無論是站著還是走路時，腰部很快就會覺得不舒服。

after是腹部比胸部頂端內縮，骨盆前傾獲得了改善。「我很高興不知不覺間腰部不再感到疼痛了！」

導入放鬆腳跟步行法之醫療院所的

voice 專家回響

這是一種在理論上、
醫學上都說得通的方法。
實際指導患者如何步行之後，
許多患者的**疼痛真的立即緩解了。**

脊椎按摩治療師　金子優陽先生
（東京都／中央治療所）

看似理解卻不清楚的
足部本能活動方式，
這套系統在理論上可以讓人接受。能夠從根本改善疼痛及症狀。讓我了解到走路方式的重要性。

柔道整復師　角谷徹先生
（神奈川縣／Natural Footwork橫濱）

我一直在尋找，
這種合理的步行法與雙腳的使用方式。
我希望能有更多飽受足部症狀困擾的人，可以早點知道放鬆腳跟步行法。它還有助於改善肩膀痠疼及腰痛的症狀。

柔道整復師　田邊大輔先生
（大阪府／南花台田邊整體院）

起初對於拇趾外翻可以靠步行法改善的說法，抱持著半信半疑的態度，後來被這個確實得到印證的理論所說服。
而且最重要的是，我聽到學會這種步行法的患者向我道謝，真的讓人很高興！
真希望可以早點知道放鬆腳跟步行法！

柔道整復師　小山勝先生
（福岡縣／CoroCoro足部護理北九州）

根據足病醫學研發而出的放鬆腳跟步行法，完全顛覆了我的傳統觀念。
實際指導患者放鬆腳跟步行法後，我親眼見證
拇趾外翻的疼痛及角度都隨著走路方式改善了。

柔道整復師 富永峯人先生（福岡縣／福岡足部護理中心）

分享長期指導
「放鬆腳跟步行法」的專家回響。

放鬆腳跟步行法的做法，讓我茅塞頓開。
許多客戶都很高興地表示：
「原來走路是如此輕鬆又不會疼痛！」

治療師　堀晶子小姐（東京都／Blissimo Natural Foot Health）

放鬆腳跟步行法的做法，
令人感觸良深。
透過走路方式的改善，
也讓我自己做什麼都沒效的
腰痛好轉了。

脊椎按摩治療師　小田恭輔先生
（福岡縣／福岡Foot）

放鬆腳跟步行法不會造成雙腳太多負擔，它的效果讓我備受衝擊。
我非常高興，
能夠幫助許多患者從根本改善症狀。

柔道整復師　水野敦仁先生
（愛知縣／Cure針灸接骨院）

放鬆腳跟步行法，和我
至今學過的理論完全相反。
後來透過放鬆腳跟步行法
居然改善了拇趾外翻與膝痛，
讓我確實意識到**以前的觀念都錯了。**
希望這種步行法，可以盡快讓飽受全身各種症狀所苦的人都知道。

柔道整復師　山本剛史先生
（兵庫縣／足美人LABO）

當我了解
放鬆腳跟步行法的做法
「就是這麼一回事」後，
解開了我對
足部長期以來的疑問。
患者之前做什麼都治不好的足部症狀，現在全都逐漸明顯好轉了！

脊椎按摩治療師　水野和維先生
（北海道／Arukeru整體院）

緩步腳跟慢行

contents

chapter 2
就是這麼厲害！放鬆腳跟步行法的效果

contents

chapter 4 深入了解放鬆腳跟步行法

contents

chapter 1

健康取決於「走路方式」

1 我在馬爾地夫心領神會的放鬆腳跟步行法

作為一名治療師，至今我已經解決了許多患者的足部疼痛，每次我都會祈禱，大家的病情能夠盡可能就這樣長時間保持良好狀態，希望不會復發。

然而，多數患者透過治療得到改善之後，隨著時間的推移症狀還是復發了。於是我左思右想，如何才能讓足部在治療後長時間保持良好狀態，以及有沒有什麼方法可以盡量避免症狀復發，最後我想到的就是「預防」，而這種預防的方法正是改善「走路方式」。

走路這個動作，是我們每天都會做的事情。

當走路方式不正確的話，就會對雙腳和身體造成很大負擔，導致拇趾外翻，腳會變寬，還有姿勢不良，進而造成腰痛及膝痛發作。

症狀的根本原因就在於走路方式。
只要改善走路方式，說不定各種不適症狀就會治癒。

考量到這一點，我馬上開始研究正確的走路方式。可是，儘管有查到「美麗的走路方式」，還有根據個人經驗提出的「理想走路方式」，這些卻都欠缺了理論面的背書，也沒有實際證據和實際成果。

那時候，我偶然看到一個由美國足病醫師指導的足部研討會，後來便決定參加。當時我甚至沒聽說過「足病醫師」一詞，不過在那次研討會上，我第一次了解到美國有一套紮實的足病醫師培訓課程，而且日本還沒有這樣的課程，關於足部的研究落後於其他國家。

研討會上詳細講解了足部結構以及雙腳的正確使用方式，但是並沒有提及重要的走路方式。

足病醫學全都是關於足部的治療，研究還沒有延伸到具體的「走路方式」。

然而，我有想到**「如果從這個正確的足部動作反向思考的話，應該就能找出理想的走路方式」**，於是我就將這個動作融入我的走路方式當中。

結果我發現，我對走過的每一步都有印象。

「究竟是在哪裡？這個動作以前我好像曾經重複過很多次……。」

然後我就突然想起來了。

這種走路方式，我曾經在馬爾地夫有做過！

成為治療師之前，約莫24歲的時候，我在馬爾地夫當了一年左右的潛水教練。

這座小島四面環海，繞行一圈大約10分鐘，四處都是沙子。剛去的時候，我覺得走路很困難，但是看了在當地工作的人如何走路，再加以模仿之後，走路就變得輕鬆多了。

那種「走在馬爾地夫沙灘上的輕鬆步行法」，非常接近我從美國足病醫學中，反向思考推理而出的步行法。

所以說，在沙灘這種難以行走的地方也能輕鬆行走的步行法，就是**對人體最合理的步行法**。

本書所介紹的**「放鬆腳跟步行法」**，就是將這種走路方式體現成更具體的步行法。

在詳細談論放鬆腳跟步行法的驚人效果及方法之前，我們要先來深入探討養成正確走路方式的重要性。

2 「走路方式」比「走路距離」更重要

最近有愈來愈多人為了維持足部健康，以及防止雙腳無力，開始會去留意走路的問題，總是說：

「我都會盡量多走路。」

「每天早上我都會努力走路運動。」

關心健康的人與日俱增，再加上走路運動的風潮，經常可以看見實際到公園等場所走路的人。

當然完全不走路的話雙腳就會變無力，而且必須達到一定的「步行量」，這點無庸置疑。

只不過許多足部症狀，例如膝痛、雙腳無力、拇趾外翻及水腫，事實上並不會因為「步行量」而改變。

為了足部健康，最重要的就是「走路方式」。

「走路方式」。重新像這樣提出來思考的話，我想應該有很多人從來沒有質疑過自己的走路方式。

我們有兩條腿，輪流伸出去就會向前進——。頂多就是這樣，但是這種「活動方式」有好有壞，可能從來沒有想過它會如何影響足部健康。

最近關於飲食習慣的資訊，也是更著重於吃什麼這類的飲食內容，還有飲食順序、飲食時間這方面的「飲食方式」，而不是「飲食量」。

為了保持健康，控制飲食量已經是理所當然的事，大家開始關注「飲食方式」，也就是「品質」才更加重要。

正如同身體是由「吃了哪些食物」所形成，足部也會因為「如何走路」而造就一

切足部問題好壞。

這就像汽車輪胎一樣，輪胎磨損得很快或是很耐用，取決於駕駛方式，而非其性能及其使用壽命。

儘管如此，似乎並沒有很多人那樣地關注「走路方式」。

即使是鉛筆和筷子，也有所謂的「正確握法」——有一個可以讓身體負擔最小之下順利活動的動作。

雖然用錯誤的握法，還是可以寫字或吃飯，但是會很快地感到疲累，當繼續用這樣的握法，可能會因此傷害到身體的某些部位。

對於其他的一切姿勢及動作，也是同理可證。

舉例來說，在棒球運動中，由於身體結構的關係，以不會對身體造成負擔的方式投球的投手，相對不容易受傷，也比較容易發揮實力。在高爾夫運動中也是一樣，當姿勢正確時，不用出太大力氣就可以擊出很長的距離。

同樣道理，**走路方式也有「最適合的形式」**。

如果正確走路的方式走樣的話，就會給足部及身體造成負擔，進而引發各種不適症狀。

無論接受多少治療，但是足部及身體的不適症狀都不曾好轉，讓長期受苦的原因，說不定就是因為每天的走路方式有問題。

3 改變走路方式，身體就會變得不一樣

舉例來說，當膝蓋擦傷後，傷口不會經過一、兩年一直沒有好轉痊癒吧。傷口應該很快就會結痂，過幾天就會完全脫落並癒合。

人體就是像這樣，具有「自然治癒力」，身體在受傷後會試著自我療癒。無論是在身體表面還是內部皆是如此。不管是膝痛、拇趾外翻，還是水腫，長期患病無法康復這種情形本來就不合乎邏輯。

但是，一想到症狀治不好的原因，或許就出在「走路方式」的話，那一切就說得通了。

假如走路方式，會每天造成身體負擔，傷害身體的話……？

事實上，在我的治療所透過改善走路方式後，患有各種足部問題的人，他們的症狀都改善了，例如其他醫院皆感到束手無策的O型腿、上了年紀後大家說都會有的膝痛，還有讓人困擾到考慮要辭職的雙腳水腫等等。

尤其是「拇趾外翻」，目前普遍認為無法治癒，能做的就是阻止繼續惡化，但是在指導患者改善走路方式之後，絕大多數的人幾天之內便對疼痛減輕有明顯感受。即使是拇趾根部嚴重外凸的人，幾個月後拇趾外翻也都明顯改善了。

就像這樣，走路方式會對足部以及身體的各個部位造成影響。

話說回來，走路方式沒問題嗎？

相信自己的走路方式理想嗎？

也許，現在正困擾著的足部或身體上的疼痛及症狀，其實都可以透過改變走路方式來改善。

4 影響走路方式的5個主要原因

在現代社會，有許多超乎想像的原因會影響走路方式。

因此，很多人都是在不知不覺中，用負擔很大的方式在走路。

從下一頁開始，我將列出影響走路方式的5個主要原因。

請繼續讀下去並逐一檢視，看看是否有受到這些原因所影響。

1. 鞋子

鞋子會對走路方式造成很大的影響。

分享一個實際的例子。

有一名患者學會放鬆腳跟步行法後，擺脫了長期以來的髖關節疼痛。因為他感覺好多了，於是便結束治療。

沒想到大約過了半年，就在冬季的某一天，這名患者來到治療所說他「最近又感到不舒服了」。

我立刻觀察他的走路方式，發現走路方式根本不對。雖然當場便糾正了他的走路方式，不過依舊不清楚他走路方式不對的原因。

就在這名患者要回去的時候。

我到外面送他離開，當他穿上鞋子開始走路時，我發現他的走路方式非常糟糕。

我驚慌失措地喊住他：「請等一下！能讓我看看鞋子嗎？」他讓我看了他所穿的鞋子之後，我發現這雙鞋子內部是蓬鬆的羊毛材質。我一看到這個的瞬間，馬上就意識到「原來是這麼一回事」。

天氣一冷腳就會很凍，所以開始**穿起了那雙鞋，這正是走路方式不正確的原因**。鞋子內部十分蓬鬆，導致雙腳重心並不穩定。為了解決這個問題，走路時只能用力踩下去。

我請他暫時不要穿那雙鞋，並改穿舊的運動鞋走路，後來髖關節的疼痛很快就消失了。

所以**鞋子對於走路方式所造成的影響，比想像的還要大**。

除了羊毛材質的鞋子之外，還有一些鞋子會對走路方式造成影響。

舉例來說，如果穿的是高跟鞋，較高的鞋跟會讓重心比平常更靠前方，所以很有可能在走路時會身體前傾，或者將身體抬高以骨盆前傾的方式以保持平衡。

另外，像是厚底涼鞋這類不穩定的鞋子，就如同前文提到的羊毛材質鞋子一樣，腳底並不穩定。因此，在走路時就會整隻腳出力，想辦法要保持穩定。

到最後，許多人的腳就會感到負擔，導致足部疼痛或變粗。

沒必要為了健康而完全捨棄時尚。

不過至少要記住一點，以時尚為重點的鞋子將會影響人的自然走路方式，進而影響到足部與身體健康。

2. 嗜好／運動

長時間一直在做的動作，很容易養成習慣。

因此，如果有熱衷的嗜好或運動，此時的動作有時會影響到走路方式。

例如，一直在練習柔道或劍道等武術的人，多數都有「滑步」的習慣。另外，曾經跳芭蕾舞的人，往往會過度伸展膝蓋。

不只有運動。如果曾經參加過管樂團，演奏這些樂器的姿勢就會對走路方式造成影響。吹小號的人會習慣骨盆前傾，而拉小提琴的人會習慣下巴內縮。

習慣性的動作對身體所造成的不良影響，不僅限於姿勢，更會因此直接關係到走路方式。

這些動作本來就只會在從事那些嗜好或運動時才會出現，所以必須與日常動作區分開來使用。

可是，似乎很少人有意識到這一點。

結果，有許多例子都是原本應該對健康有益的運動，卻是愈投入愈對健康造成了不良的影響。

3. 工作

就如同嗜好和運動一樣，長時間投入工作時的動作及姿勢，也會對走路方式產生很大影響。

曾經有一位高貴的女士，因為右膝疼痛而來到治療所。

我一看，就知道她的身體整個向右傾斜了。我馬上糾正她的走路方式，但是下次她再來治療所的時候，身體又同樣向右傾斜了。

於是，我決定問問她的日常生活。原因很快就查清楚了。

這名患者每天都要背著裝有電腦及資料的沉重包包，到處去拜訪客戶。聽說她都是將包包背在左肩上。

不知不覺中，為了將沉重的包包背在肩上，於是走路時左肩會抬高，整個身體都向右傾斜了。

本來走路時雙腳上的負擔，應該是在某種程度下保持平衡。可是，如果每天持續單肩背著很重的包包，某一邊的腳自然就會負擔變大。結果，右膝才會出現疼痛。

就像這位患者一樣，**很多人都會因為工作時的動作及姿勢而影響到走路方式**。

舉例來說，工作時要穿上「安全鞋」，也就是鞋頭有加上防護鋼片的人，鞋子通常都很重，很難將腳抬高，而容易養成拖著腳的習慣。

另外，總是站在收銀台或櫃台等負責「接待工作」的人，都會往下看或是在前方用雙手處理事情，以致於容易養成身體前傾的習慣。

護理師和保育人員常常要小跑步移動，所以很容易養成類似衝來衝去前傾跑步的習慣。尤其是腳上穿的如果是無跟拖鞋之類的鞋子，更會如此。

這些工作上的習慣最麻煩的地方，在於工作期間無法留意到姿勢及動作的問題，很難糾正。但是，有時候這種情形會對健康造成影響，導致無法繼續工作，所以一定要小心。

4. 受傷

像是扭傷或膝痛這類的足部損傷及疼痛，當然都會影響到走路方式。

然而，受傷並不是只有在受傷期間會對走路方式造成影響。

受傷對於身體來說，相當於一種「危機」。因此，身體會想要努力治好損傷，以緩解危機。

只不過，因為這次受傷所造成的「走路習慣」，卻無法同時改正。

因為「習慣」對於身體來說，既無好處也無壞處。縱使這種習慣，對身體來說算是一種負擔。

由於受傷而養成的「運動習慣」或「走路習慣」，除非自己刻意去糾正，否則無法改善。

當然，染上這種習慣的時間愈久就會愈嚴重，完全變成身體的一部分。

假如過去曾經長期受傷，可能至今仍然沒有擺脫當時養成的習慣。

順便和大家分享一下，我在16歲的時候腿部受了重傷，有好幾個月都需要拄著拐杖。我察覺到那時養成的「走路習慣」，直到38歲才得以擺脫。沒想到，22年來我完全沒有自覺症狀，長期養成了不良習慣。

無須多言，那段期間那種走路習慣一直給身體造成了負擔。

為了防止身體養成任何奇怪的習慣，康復後最重要的就是要檢查一下走路方式是否有養成習慣，並且有意識地用正確的走路方式行走。

5. 錯誤資訊

現代多虧網路的蓬勃發展，我們生活在一個任何人都可以發佈訊息的時代。

因此，網路上時常摻雜著來路不明的資訊與正確的資訊。

如果沒有判斷的眼光與專業知識，就不會知道哪些資訊是正確的，哪些資訊又是需要的。

通常，應該根據自己的情況，選擇所需的資訊。

然而關於足部，進而談到走路方式時，日本的研究普遍落後於其他已開發國家，而且資訊甚至都沒有整理完善。

因此，很多時候我們會相信自己看到的，或是莫明喜歡的資訊，接著付諸實踐後，不但沒有效果，甚至還出現了反效果。

遺憾的是，即使在那些被視為是專家的人當中，也有許多人正在傳播對於足部醫學及走路姿勢錯誤的資訊。

我在學生時期，社團活動經常會做的「兔子跳」，現在被認定會傷害膝蓋。

還有人曾經跟我說，喝水之後不方便活動所以不能喝水，進入泳池會讓身體變涼所以要避免。

現在可能難以想像，但是這些都是所謂的專家曾經說出口的話。

不幸的是，如今關於走路方式的資訊，還是接近那樣的狀態。

我已經為大家介紹了影響走路方式的5個主要原因。

大家有何感想呢？

讀到這裡，相信很多人都會懷疑，「說不定自己的走路方式也不太正確」、「可能自己的走路方式很糟糕……」。

接下來會想到的，當然就是：

「那麼，應該採取怎樣的走路方式才對呢？」

「正確的走路方式，應該怎麼做呢？」

這種走路方式，就是「放鬆腳跟步行法」。放鬆腳跟步行法的效果，不僅限於改善足部及身體的症狀。

在第2章，我將會為大家介紹它的效果。

column

關於足部的常見誤解❶

「雞眼・繭」

雞眼和繭的區別，在於中心有沒有硬顆粒。有硬顆粒的雞眼會痛，沒有硬顆粒的繭並不會痛。

不管是雞眼還是繭，遇到的人應該都會考慮一些「處理方式」，設法將這些雞眼或繭「去除」，或是「減輕疼痛」。

可能會用指甲刀想辦法剪掉，或是試著穿鞋時在會痛的地方加上布或緩衝材料，讓疼痛緩解一些……。

只不過，這麼做絕對不會好轉。

想要改善的話，必須將焦點放在為什麼會形成的「原因」上，而不是如何去除或是如何緩解疼痛的「處理方式」上。

會形成雞眼或繭，就是這個地方受到太大負擔了。

換句話說，會長雞眼和繭的人，一定是因為某些原因，讓足部承受了過度的負擔。

解決這個問題，才是治本的唯一方法。

多數人一聽到承受了過度的負擔，最先想到的原因應該都是「鞋子」。但是坦白說，在絕大多數的情況下，原因都不是鞋子。

大多數的原因，都在於走路方式。

不良的走路方式會給雙腳造成過度的負擔，才會形成雞眼和繭。

事實上，學會放鬆腳跟步行法的人，除了走路方式改善之外，雞眼和繭也都變小或消失了。

供大家作為參考，其實「捲甲」還有「指甲變小」的原因都是一樣。透過改善走路方式，這些人也可以讓趾甲的大小恢復正常，減輕捲甲的程度。

所以走路方式除了會對雙腳形狀以及足部疼痛造成影響之外，甚至會影響到雞眼、繭及趾甲。

chapter 2

就是這麼厲害！放鬆腳跟步行法的效果

1 人類最自然的走路方式 就是「放鬆腳跟步行法」

走路方式不正確的人，很多都是在不知不覺間，除了對足部造成負擔之外，也對其他部位造成了負擔。

我在追蹤前來治療所的患者為何會疼痛及出現症狀之後，發現絕大多數都是走路方式有問題。

不過，就在我請大家練習「放鬆腳跟步行法」後，大家都「確實感受」到**膝痛消失了**、**雙腳變輕快了**、**腰痛減輕了**、**走路變輕鬆了**，甚至連「外觀」都逐漸發生明顯變化，比方說**腳寬變窄了**、**腳變細了**。

為什麼會如此有效呢？

這個祕密，就在於放鬆腳跟步行法的特徵。

放鬆腳跟步行法的特徵，其實是**「基於人體結構最合理、最自然的走路方式」**。

讓我舉一個例子為大家簡單解釋一下。

請大家參閱第51頁的插圖A。

當在擰抹布的時候，會使用方法❶還是方法❷呢？

我想每個人都有不同的喜好，比方說「我覺得❶做起來比較容易」，或是「我已經習慣❷了」。想必有的人會使用方法❶，有的人會採用方法❷。

然而，其實有一個**「基於人體結構的正確答案」**。這個正確答案就是❶。

讓我再為大家舉一個例子。

請大家參閱第51頁的插圖B。

當拿著裝有重物的紙箱時，認為方法❶還是方法❷的拿法會比較容易呢？

實際試過之後就會馬上明白，符合人體結構的正確答案是❶。

由於人體結構的關係，當雙手出力時，「收緊腋窩」才更容易順利施力。

因此，例如在棒球比賽中，如果在腋窩打開的情況下揮棒的話，球就不會飛太遠。在劍道中也是如此，通常會教握著竹刀時要收緊腋窩。

擰乾1～2塊抹布，或是搬運1～2個紙箱的時候，可能不會對身體產生太大影響。可是，假如是從事打掃或搬家的工作，每天要擰乾50塊甚至100塊抹布，或者搬運50個甚至100個紙箱的話，不斷累積在身上的負擔，可就不容忽視了。

就像這樣，**人體因其骨骼結構及體質，通常在某種程度下，會有一些「自然而然就能動起來」的動作**。

以「自然而然就能動起來」的動作為基礎的走路方式，就是放鬆腳跟步行法。

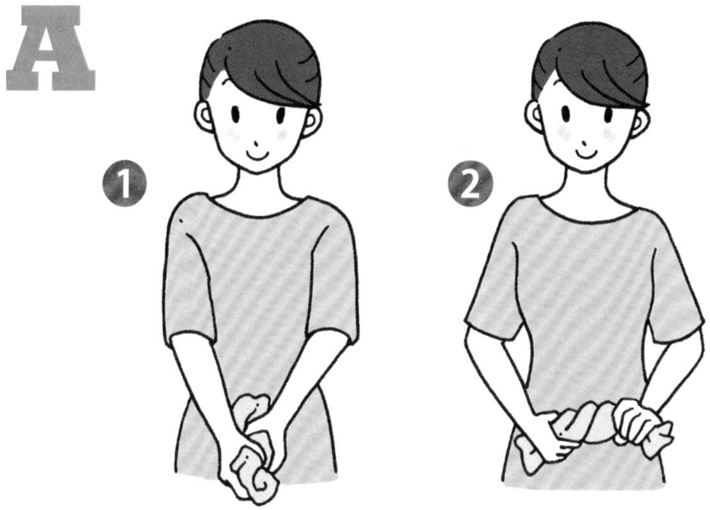
A
1
2

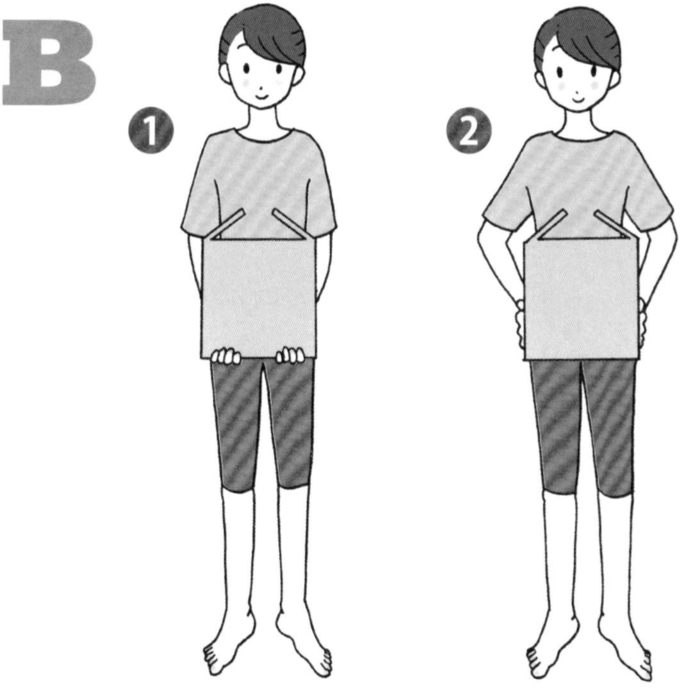
B
1
2

2 為什麼放鬆腳跟步行法會有效果？

冒昧問大家一個問題，大家知道《侏羅紀公園》等電影中出現的恐龍身影及動作，是如何重現的嗎？

明明沒有實際見過，為什麼會知道如何做動作呢？很不可思議吧！

據說是根據挖掘出來的骨頭形狀以及組合起來的「骨骼結構」，將動作重現出來。

只要觀察一下骨骼的結構，就會明白動作就是要「這樣動才自然」。

這項領域的研究，稱作**「生物力學（biomechanics）」**。

正如恐龍的動作是參考骨骼結構加以重現一樣，放鬆腳跟步行法就是從**人類骨骼結構的生物力學，反向思考推論而出的步行法，也就是說「像這樣活動雙腳走路才**

會毫不費力又自然」。

誠如我在第1章中提到的，事實上關於足部的研究，在全世界確實已經達到某種程度了。

美國就是這方面最先進的國家之一。

美國是足病醫學的先進國家，已有成熟的「足病醫學」專業領域，甚至有一所專門研究足病醫學的大學。此外，還有超過1萬3000名的足部專科醫師（Foot Care Podist）。

這些足病醫學的基礎，在於生物力學。

在足部醫學的先進國家當中，人們早已了解「使用足部時的合理動作」。

只不過，即使在足部醫療十分進步的美國，也沒有發展出基於這些知識的「步行法」和「步行法的指導方式」。

因為足病醫學的知識，主要還是應用在足部的治療。

所以，當我開始這項研究的時候，完全找不到任何關於如何按照這些足病醫學走路的影片、指導步行法的重點、指導步行法的研究成果等資訊。

我將基於足病醫學的足部理論，與過去的指導知識及經驗相結合後，從錯誤中學習試圖研究出正確的走路方式。

後來經過三年的時間，在眾多患者合作之下，我才能開發出「放鬆腳跟步行法」。

放鬆腳跟步行法，不僅有基於足病醫學的理論背書，而且還是一面透過真人實證確認改善效果後研發而出，並非只是理想化理論的方法。

至今已有許多人的症狀，都透過放鬆腳跟步行法而得到了改善，這些成果便足以證明一切。

放鬆腳跟步行法，就是我們與生俱來（native）的走路方式（walking）。

從下一頁開始，我將為大家介紹放鬆腳跟步行法的驚人效果。

3 只要改變重心的位置，雙腳就會意外地輕盈起來

採用放鬆腳跟步行法之後，具體來說會帶來哪些效果及改善呢？現在就來看看這些效果吧。

先請教大家一個問題，在走路時，大致上會將重心放在哪一側呢？

❶靠近前側（前足一側）

❷靠近後側（腳跟一側）

次提出這個問題時，多數人的回答都是：

「我走路時會在前側（❶）用力，將重心放在前側。」

這麼做的原因，通常都是「因為要保持穩定」、「因為要動得快一點」，但是**其實這種將重心靠近前側（前足一側）的走路方式，更是造成雙腳變沉重、使足部受傷、難以行走的原因**。

請大家參閱第57頁的插圖**A**。

從側面觀察身體時，會發現位在身體正下方的是腳跟。前足部位的上方並沒有身體。

考量到身體的結構，將重心放在「❷靠近後側（腳跟一側）」才不會給身體造成負擔。

從插圖**B**中可以看出，走路時重心靠近前側（前足一側）的人，換句話說就是前傾著走路。

有些人會說：「既然是向前走，重心靠近前側不是比較容易行走嗎？」其實這是一個很大的誤解。

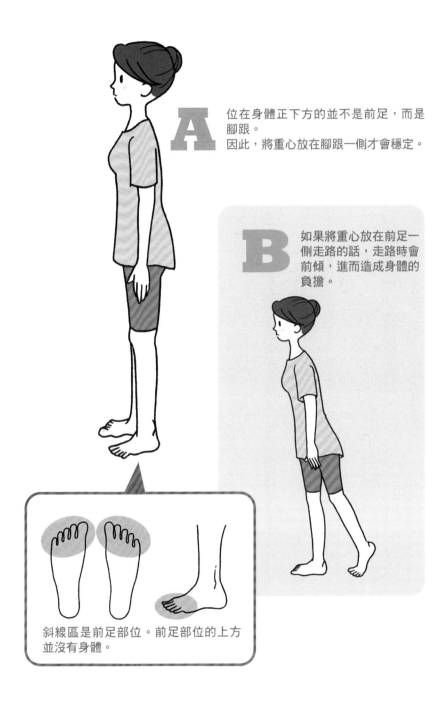

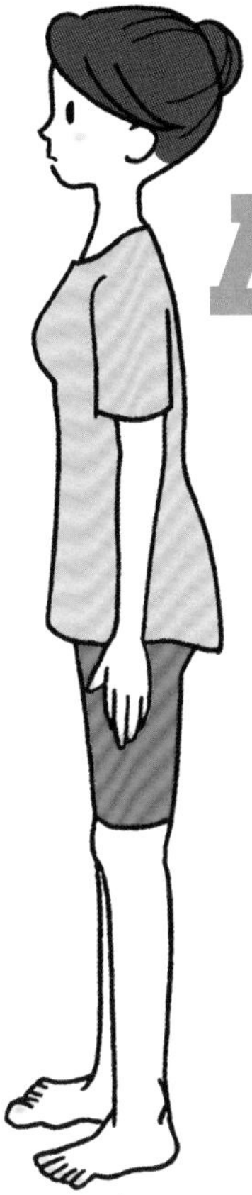

A 位在身體正下方的並不是前足，而是腳跟。
因此，將重心放在腳跟一側才會穩定。

B 如果將重心放在前足一側走路的話，走路時會前傾，進而造成身體的負擔。

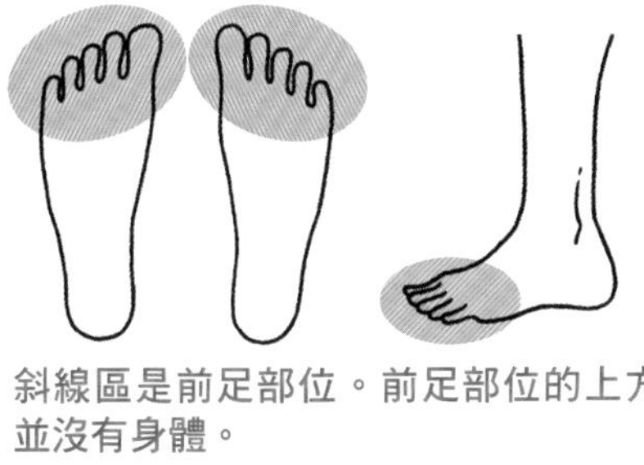

斜線區是前足部位。前足部位的上方並沒有身體。

現在請實際將身體前傾，並將重心放在前足一側走路看看。

當身體前傾之後，雙腳的動作就會延遲而難以前進，肯定會出現沉重、拖著走的感覺。

另一方面，如果試著將身體抬高，並將重心放在腳跟一側走路的話，會發現不會感到沉重，腳會自然抬起，可以輕鬆行走。

本來想要前進就得將雙腳伸出去，而不是將身體伸出去。只要把雙腳往前伸出去的話，身體自然就會跟上來。

然而不巧的是，很多人不喜歡雙腳晃動及不穩定，他們在走路時會用「腳趾」用力踩下去。這種情況在老年人中尤其常見，如果他們養成了「拄拐杖」或「推車」行走的習慣，走路時就會更習慣將體重放在前足一側。

請大家要記住，位在身體正下方的應該是腳跟。

所以走路時，將重心放在「腳跟一側」才是正確答案。

這就是為什麼從前會將走路稱作「踩腳跟」、「換腳跟」。

正確來說，走路時重心的位置，大約要在腳踝前方2～3㎝處。

如果過去一直將重心放在前足一側，現在只要將重心放在這個位置上走路的話，大致上應該都會感覺重心落在腳跟上。

放鬆腳跟步行法，實際上並不是如字面所見純粹將重心放在腳跟上，而是為了改掉重心放在前足一側的習慣，於是用重心放在腳跟上的感覺在走路，所以才取名為「放鬆腳跟步行法」。

也許有些人會覺得，走路時腳趾沒有出力感覺不穩定。

然而，只要能學會放鬆腳跟步行法，並在走路時保持正確的重心位置，腳就會不可思議地輕盈起來，感覺就像別人的腳一樣。

等到習慣之後，每天通勤或散步時將不會感到勞累，而是覺得非常輕鬆（關於如何移動重心及走路方式的詳細內容，將於第3章中為大家解說）。

4 大腿會變細，臀部也會變緊實

放鬆腳跟步行法，還會有大腿變細、臀部變緊實的效果。

請大家參閱左頁的插圖 A。如果走路時重心位於腳跟一側的話，走路姿勢應該會類似❶而不是❷。

比較這兩張圖片之後，有留意到什麼了嗎？

為了讓大家更容易理解，讓我在這張圖片上加入手部的動作。

請大家看看插圖 B。

看起來是不是類似平時走路的樣子，相對來說，❶看起來就像是在跑步一樣吧？

至少❶看起來是很匆忙的模樣。

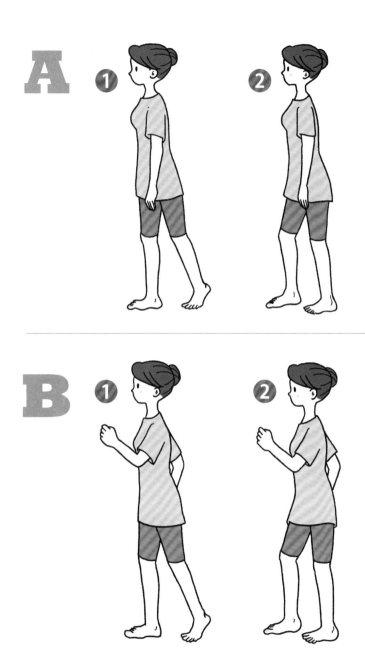

A
1
2

B
1
2

沒錯。重心放在前足一側前傾的姿勢，就是原本焦急跑步時的動作。

因此，當在賽跑要起跑時，會採取將腿往後拉的前傾姿勢，就是短跑選手將身體前傾的蹲踞式起跑（雙手著地，雙腳前後打開蹲下的起跑動作）姿勢。

習慣將重心放在前足一側走路的人，其實是「一直用雙腳跑步的動作及姿勢在行走」。

如果試著保持跑步時的姿勢及動作，就這樣單純放慢動作像慢動作一樣，將會發現這完全不可能，而且非常難受。

總是將重心放在前足一側的人，就會在不知不覺中，一直用這種不合理的姿勢在行走。

由於前傾姿勢是加速時的必要姿勢，因此相對會對雙腳造成很大的負擔，尤其是大腿前側的負擔會非常大。

如果平時都是這樣走路的話，等同一邊「重訓」大腿前側，一邊走路一樣。

很多人說「我只有大腿非常粗」、「我只有大腿前側很結實」，其實往往都是因為用這種前傾姿勢在走路的關係。

尤其是對於不想讓大腿變粗的女性來說，這種走路方式能免則免。

只要將重心從前足一側轉移到腳跟一側，身體就不會因為結構的關係而前傾，身體就會挺直。

這樣一來，施加在大腿前側不必要的負擔就會消失，大腿就會變得愈來愈細。

請大家放心，就算腿變細了，也不代表腿會變得軟弱無力。

此外，將重心放在腳跟一側走路的話，臀部也會緊實起來。

因為在大腿上的負擔減輕了，相對就會開始經常使用到「大腿後側」和「臀部」。

所以走愈多路大腿就愈細，臀部也會緊實變翹，這正是放鬆腳跟步行法的效果。

5 腳寬會變窄縮小

應該很多人都會擔心自己腳寬的問題吧？

在我的治療所裡，也經常聽到有人會擔心自己的腳看起來不漂亮，或是在挑鞋子時找不到合適的鞋子。

雖然說，人腳的寬窄程度本來一部分就是與生俱來的，但是後天環境對於腳寬所造成的影響也無法忽視。

那麼，承上所述，既然人腳的寬度不見得全憑基因決定，又是什麼原因造成腳掌逐漸增寬了呢？

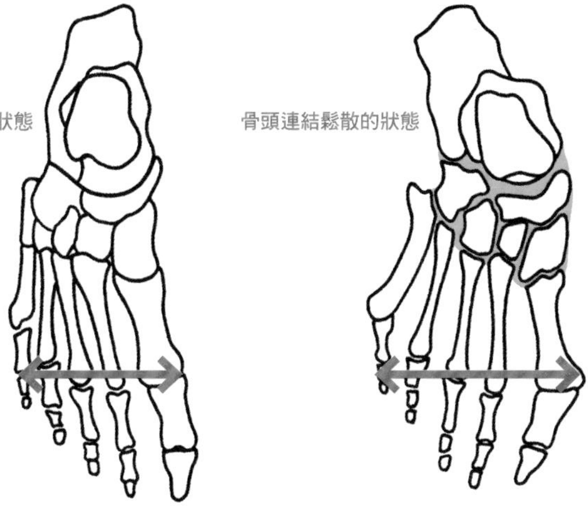

當走路方式會給足部造成負擔時，
骨頭連結就會一直是鬆散的狀態，進而固定下來。

兩隻腳掌合計起來是由50多塊細小骨頭所組成。

這些骨頭會視情況，時而緊縮時而鬆散開來。

因此，**腳的寬度並不會保持固定**。

然而，當走路方式不正確，總是將重心放在前足一側，像這樣給足部造成負擔，長時間讓身體處於不自然的狀態下，雙腳的骨頭連結就會一直是鬆散的狀態。結果，腳就會不斷變寬。

說不定，腳寬也是因為錯誤的走路方式，才會變得更寬。

甚至有可能逐年變寬。

如果一直沒有留意到這一點，繼續用會造成足部負擔的方式走路的話，今後腳也會進一步變寬下去。

當腳變寬之後，不僅挑鞋子會變得困難，還會衍生出嚴重的健康問題。

誠如我之前提到的，腳變寬時，意味著骨頭連結處於鬆散的狀態，所以足部會比連結緊密時更不穩定，也更容易感到疲勞和水腫。

如果這樣的足部狀況持續下去，最終遲早會需要拐杖。

不過，如果能反過來讓骨頭緊密連結的話，就可以讓腳變小。

而本書的放鬆腳跟步行法，就正是一種可以有效讓因此變寬的雙腳骨頭的連接變得更加地緊密的步行法。

事實上，學會放鬆腳跟步行法的人，他們的**腳寬在幾個月內就縮小了5㎜到1㎝左右**。

只要腳寬縮小，腳變小了之後，也許就可以穿回以前放棄不穿的鞋子了。

此外，當**鬆散的骨頭緊密連結時，足部會比過去更強健、更穩定，所以不僅會讓走很多路也不容易累，還會讓不容易跌倒，走得更遠**。

就像這樣，當學會放鬆腳跟步行法後，腳就會逐漸變小、變強健，就能更輕鬆地走路了。

6 只要善用足弓，雙腳就不會痛

我已經解說過了，用前足一側和腳跟一側走路時，將重心放在腳跟一側才是正確的走路方式。

說到這裡，走路時重心應該放在腳的「內側」還是「外側」呢？

每次我提出這個問題時，多數人都會疑問：「咦？不是應該平均分配嗎？」

事實上，**由於足部結構的關係，走路時重心並不會平均落在內外側**。

有人會說：「將重心放在內側似乎才能用力踩下去，所以是內側吧？」其實這種說法也不正確。

正確答案是「外側」。**走路時，重心基本上都要放在外側，這才是讓身體負擔較**

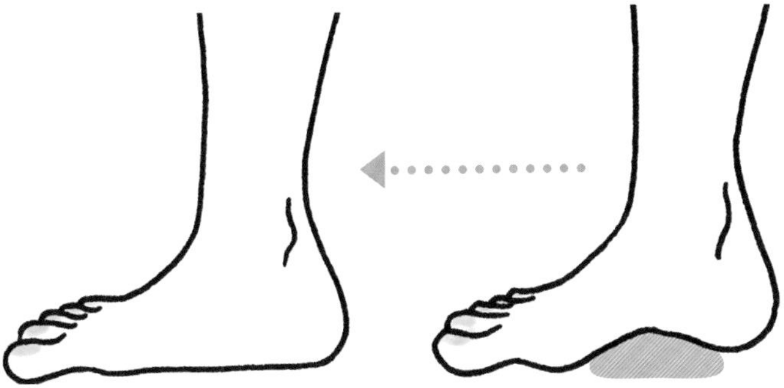

足弓通常會肩負起緩衝作用，可以吸收走路時的衝擊力。
如果少了足弓，衝擊力就會擴及到膝蓋及髖關節。

少的理想狀態。

這種**外側重心，是放鬆腳跟步行法的另一個重點**。

外側重心比較好的原因，是因為足弓。本來在人的腳底內側就有足弓，但是有些人的足弓卻塌陷消失了。

當然，沒有足弓還是可以行走，不過足弓在走路時會發揮非常重要的功能。

它的功能就是「吸收走路時的衝擊力」。走路時當腳一接觸地面，腳的重量和力量就會使腳往內側倒下去，隨著足弓塌陷，才能吸收走路時的衝擊力。

然而，如果重心平時就一直落在內側的話，

會發生什麼事呢？

只要實際將重心放在內側走路就會知道，如果重心位在內側的話，足弓將總是處於塌陷狀態。換句話說，就和平常是「扁平足」的狀態相同。

許多平時就會將重心放在內側的人，都沒有足弓，這意味著他的扁平足並不是天生的，而是自己造成的。

扁平足的人，他的足弓並沒有「足以塌陷的高度」，走路時無法吸收傳遞至足部的衝擊力。

因此，衝擊力會擴及到膝蓋及髖關節等其他關節，身體各部位便容易出現疼痛。

當然，相對也會導致關節軟骨磨損得更快。

就像這樣，如果平時就會將重心放在內側走路的話，足弓就會消失，最後足部就容易出現疼痛。

例如在運動時的動作，常常會要求重心要放在內側，但是這只是做這些運動時所必需的動作，在日常生活中走路時，重心放在外側還是比較理想。

只要學會放鬆腳跟步行去，就能**找回原本的足弓**。

如此一來，緩衝功能就會開始發揮作用，而且因為不合理的走路方式而引起的膝痛及髖關節疼痛，也會逐漸消失。

7 拇趾外翻的疼痛和變形都會大幅改善

還有一種足部症狀——拇趾外翻。

除了看起來難看之外，當病情加重時，患處會因為鞋子摩擦而痛起來，拇趾根部的關節本身也會疼痛。

此外，在這種變形的狀態下，步伐會變得不穩定，導致走路時搖搖晃晃，一旦進一步惡化，甚至會演變成站著都覺得累的程度。

拇趾外翻尚未研究出一個有效的治療方法。目前的情況是，很多患者都不知道可以去哪裡治療。

然而，**拇趾外翻也可以透過放鬆腳跟步行法獲得改善**。

事實上不僅是我的治療所，在有導入放鬆腳跟步行法指導方式的治療所裡，我們都會看到許多想要改善拇趾外翻的患者，他們當中的大多數人，很快就已經深刻感受到疼痛減輕了。

不僅如此。很多人早就變形外凸的拇趾根部，也都縮回去了。

儘管我們**完全沒有碰到腳趾**。

如果有拇趾外翻的話，現在請一定要做一個實驗。

請就地站好，用手機的相機拍一張腳的照片。

接下來，請直接將重心移至腳跟一側及外側。想像一下將膝蓋往外旋轉而不移動腳趾。

請將這個狀態，與先前拍攝的足部狀態比較一下。

覺得如何呢？

我相信只是這樣做，就可以發現拇趾外翻的角度變平緩了。

事實上，**造成拇趾外翻的主要原因之一，就是過度將重心放在前側及內側**。

許多人認為，拇趾外翻是由於拇指向內彎曲，導致拇指根部向外大幅凸出而引起的，但是事實並非如此，原因是拇指根部周圍變寬了。

舉例來說，即使將向內彎曲的拇指掰直，拇指根部的外凸並不會內縮進去（請參閱第75頁的插圖）。

我在第65頁提到了錯誤的走路方式會導致骨頭連結鬆散，而**拇趾外翻就是由於重心放在前側及內側導致骨頭連結鬆散，使得拇趾根部周圍變寬而引起的**。

這就是為什麼只要能改善走路方式，並將骨頭之間鬆散的連接收緊的話，拇趾根部的外凸就會變得平緩。

拇趾外翻的治療方式，有貼膠帶、穿護具及動手術等等，這些治療都是糾正已經變形的「現狀」，並不是針對發生「原因」的解決對策。

重要的是要改善根本原因的走路方式，並防止復發。

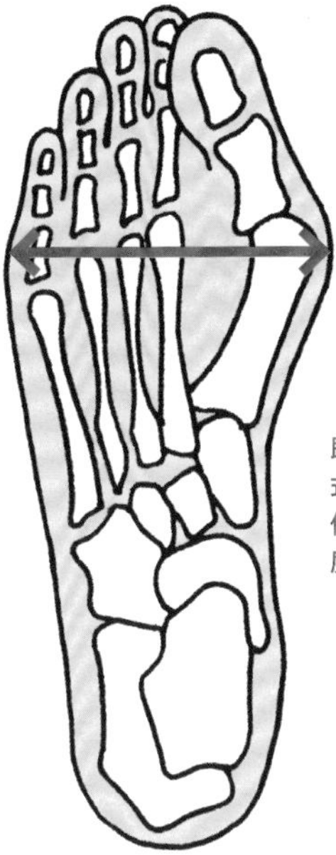

患有拇趾外翻的腳

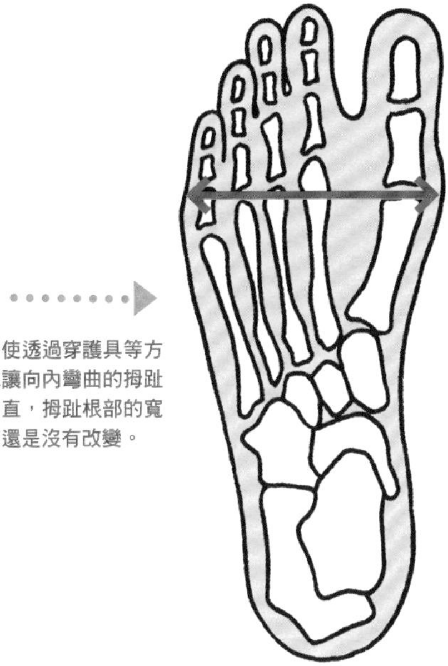

即使透過穿護具等方式讓向內彎曲的拇趾伸直，拇趾根部的寬度還是沒有改變。

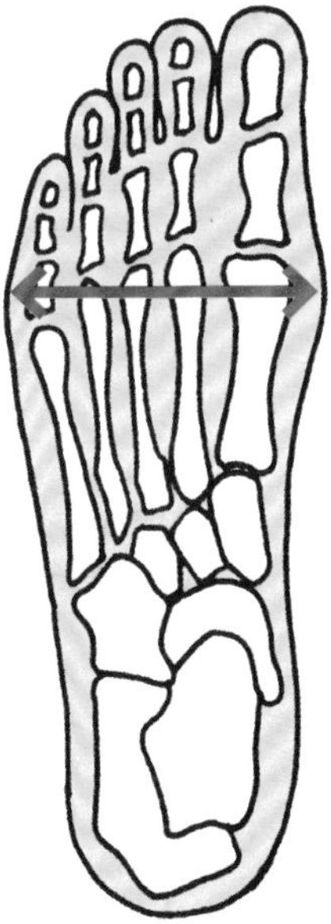

正常的腳

想要從根本
解決拇趾外翻，
就必須將骨頭之間
鬆散的連結收緊。

8 還能消除肩膀痠痛、腰痛！正確的姿勢從「腳」開始

應該有非常多的人一直深受駝背、骨盆前傾以及頸椎症候群等「姿勢」問題所困擾吧。

姿勢可說是長期肩膀痠痛、腰痛的真正原因。

放鬆腳跟步行法除了可以改善足部症狀，還可以讓姿勢獲得改善。最終，它甚至可以幫助我們解決肩膀痠痛及腰痛等全身上下的問題。

人體有一種稱作**「代償」的機制，會試圖平衡整個身體來解決問題**。

比方說，當頸部向前彎曲時，相對身體就會試圖將背拱起來，以補償頸部彎曲時

造成的不平衡。

因為具備了這種機制，所以在**矯正姿勢時，必須著眼於整個身體進行矯正，而不是只矯正失去平衡的地方**。

假設不良姿勢是堆積成S型的積木。

當試著要將積木修正成直線時，會從哪裡開始修正呢？

如果從上方開始修正的話，下方就會一直處在不穩定的狀態，所以應該會很困難。相反地，如果從下方的積木開始修正的話，就會更容易修正，也很容易穩定。

同理可證，想要讓整個身體挺直，首先必須從腳開始矯正。

如果沒有正確地使用雙腳，身體也無法保持挺直。

換句話說，**不良姿勢原本就是因為雙腳不穩定演變而來**。

誠如我已經告訴大家的，學習正確的走路方式，雙腳骨骼的連結收緊後就會變得強健。然後就能找回雙腳的穩定性，這將有助於改善整體姿勢。

最終，放鬆腳跟步行法不僅可以改善肩膀痠痛及腰痛，而且還能長期維持改善後的狀態。

就像這樣，放鬆腳跟步行法除了讓走路變得更輕鬆之外，還會帶來緊實大腿和臀部、縮小腳寬、改善拇趾外翻，以及消除整個足部、腰部、肩膀的疼痛等許多驚人的效果。

接下來在下一章，我將會為大家介紹放鬆腳跟步行法的實際做法。

column

關於足部的常見誤解❷

「水腫」

很多人來到我的治療所時，都患有腳部水腫的問題。

患者當中有許多人，最終都消極接受了因為「坐在辦公桌前工作」、「站著工作」、「缺乏運動」、「上了年紀」等理由造成自己水腫，被動放棄治療。

其實沒必要放棄。

水腫是可以改善的。

就像雞眼和繭一樣，重要的是要去思考「為什麼會發生」的原因。不去思考原因，而一直依賴按摩或機能襪等方式，並不能幫助從根本解決問題。

坐在辦公桌前工作或是需要一直站著工作的人，的確更容易出現水腫。但是，不可能整天一動也不能動、完全無法站起來。

人體的設計，會讓我們在每次活動時，由各部位的肌肉負責泵浦的功能，使血液循環。

雙腳特別容易水腫的小腿肚肌肉，需要動動腳踝來活動。

可是，當腳踝承受太大的負擔時，小腿肚的肌肉就會變得僵硬，血液將無法順利流動。

換句話說，**容易水腫的人，很有可能是腳踝承受太多的負擔了**。

造成腳踝負擔過大的原因，就是身體前傾和重心放在前側。

當身體前傾或是重心放在前側時，會經常用腳踝在支撐身體，所以會造成腳踝太大的負擔。這時候，小腿肚就會經常處在緊繃狀態。

正常來說，肌肉應該會發揮泵浦的作用，重複「硬」↓「軟」↓「硬」↓「軟」，使血液循環，但是當小腿肚很緊繃，就會一直保持「硬」的狀態，所以才無法發揮泵浦的作用，血液便無法順利流動。

就像本書提出的放鬆腳跟步行法一樣，只要走路時將重心放在腳跟一側，大幅度活動雙腳，腳踝甚至於小腿肚，就不會經常感到負擔。

所以走路方式愈正確，水腫就會愈來愈減輕。

chapter 3

從今天起就做得到！放鬆腳跟步行法

1 養成正確的站立方式

從本章節開始，我將實際為大家介紹放鬆腳跟步行法的做法。

由於人體結構的關係，走路方式若要合乎邏輯，首先必須養成合理的站立方式。

話說回來，考量到人體的結構，怎樣的站立方式才是合理且正確的站立方式呢？

請大家參閱第83頁的照片。

正確的站立方式從側面觀察時，標示●的4個地方，會垂直排列成一直線。

怎麼做，才能像這樣站立呢？

請在站立時，試著遵循第84～85頁的6個重點。

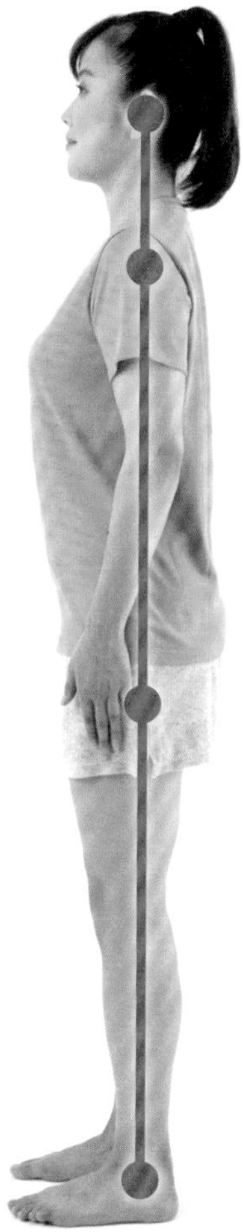

正確的站立方式，是標示●的4個地方，會垂直排列成一直線。

正確的站立方式

請站在牆壁前方，並在身旁放置一面全身鏡，然後逐一檢視每一個重點，養成正確的站立方式。

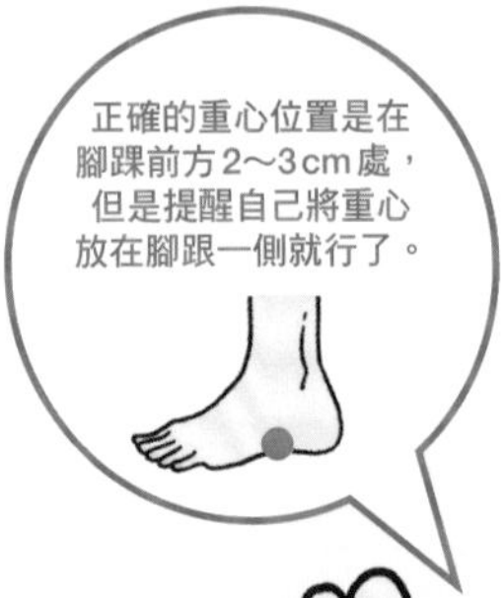
正確的重心位置是在腳踝前方2～3cm處，但是提醒自己將重心放在腳跟一側就行了。

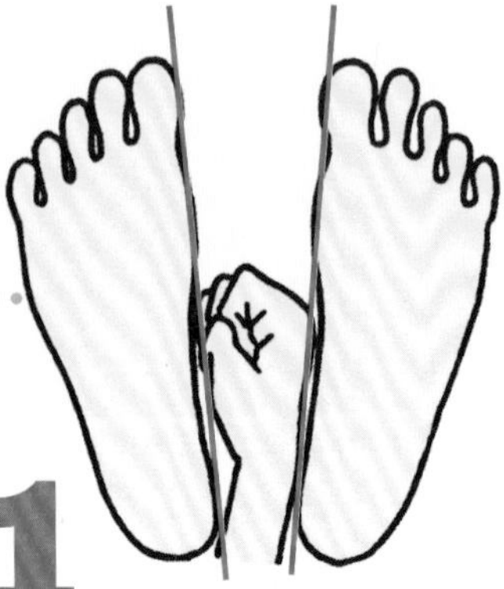

1

站立時雙腳之間要有1個拳頭大的間隙。並將腳尖稍微向外轉。

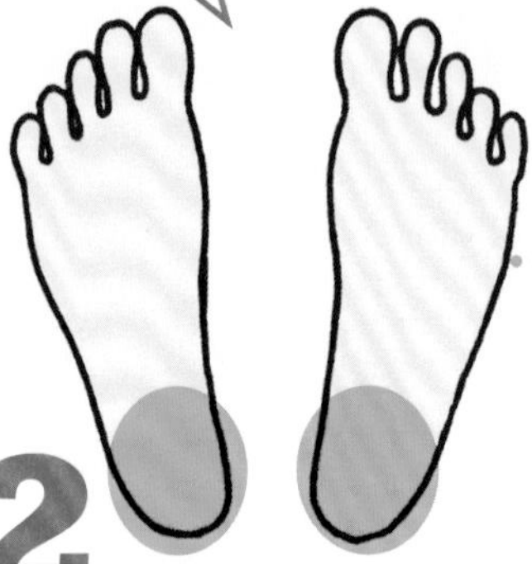

2

提醒自己將重心放在腳跟一側。留意避免將重心放在腳的內側。

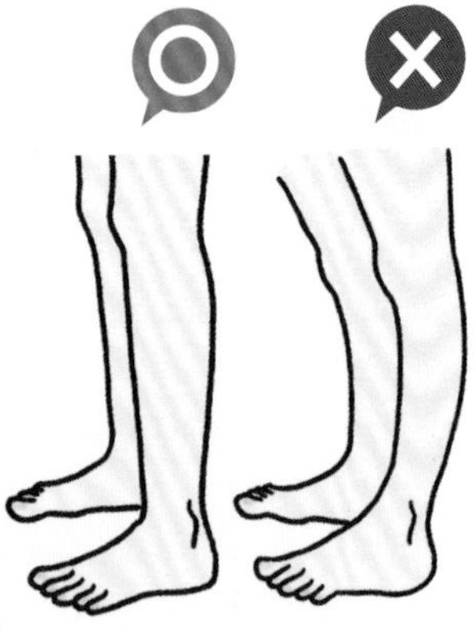

3

放鬆膝蓋。並留意膝蓋不要過度伸直。

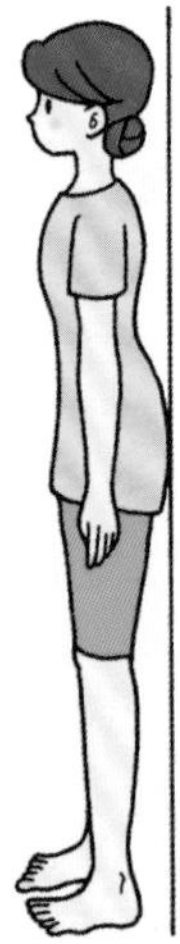

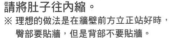

4

請將肚子往內縮。

※ 理想的做法是在牆壁前方立正站好時，臀部要貼牆，但是背部不要貼牆。

正確的站立方式
完成！

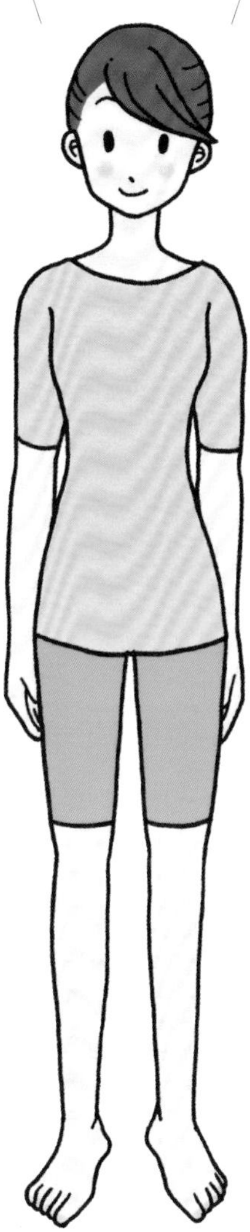

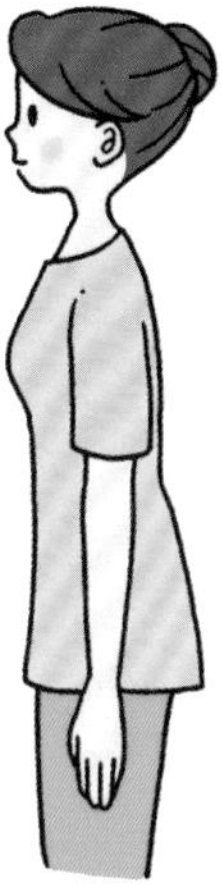

5

雙手要放在身體側邊。中指要位於大腿的正中央。而且肩膀要確實打開，避免向內靠攏。

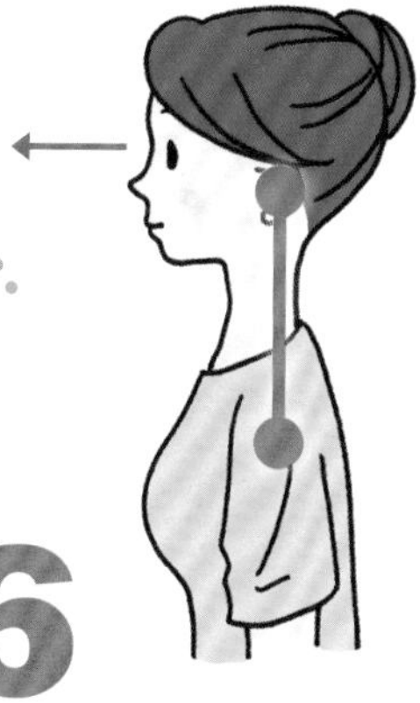

6

視線要直視正前方。此時頭部的耳道孔要與肩膀的正中央連成一直線。

呈現正確的站立方式時，會是什麼樣的感覺呢？

有些人可能會覺得臀部會十分凸出。但是，當照鏡子確認之後，應該就會發現臀部並沒有凸出去，身體是挺直的。

之所以會感覺臀部凸出，是因為過去一直用挺胸、凸肚的骨盆前傾姿勢在站著。

當挺胸時，相對下巴就會往內收，膝蓋也會用力伸展。這種狀態在身體的結構上並不合理，才會給各部位帶來沉重的負擔。

而且，由於這種站立方式的關係，有非常多的人肚子都比實際上更加凸出，害他們看起來很胖。

如果在嘗試正確的站立方式時會感到腰痛的話，這也是因為骨盆前傾了。

有骨盆前傾的人，請改善到某種程度之後，再來挑戰正確的站立方式。

現在就來為大家介紹一種非常簡單的方法改善骨盆前傾。

❶保持站立姿勢並將臉部朝下。

❷看著腳背。

❸保持相同的姿勢，單將臉轉回來看著前方。

只需要這麼做，就能改善骨盆前傾。

有骨盆前傾的人，在步驟❶時應該看不見腳背。

例如在等紅綠燈的時候，或是在搭電車的時候，突然想到時再做一做即可。

等到在步驟❶時可以看到腳背之後，再來試試第84～85頁的正確站立方式。

2 學習「放鬆腳跟步行法」

繼正確的站立方式之後，終於要來學習放鬆腳跟步行法的做法了。

放鬆腳跟步行法最重要的，就是**「走路時重心要放在腳跟一側」**。

誠如我在第2章中所提到的，走路時的重心位置，正確來說是在腳踝前方約2～3cm處。

不過，實際在走路時要留意的地方，就是提醒自己將重心放在腳跟一側即可。

然而，即使我說「要將重心放在腳跟一側」，我想還是相當困難。

現在就讓我來教大家，放鬆腳跟步行法最簡單的做法。

請大家參閱第89頁。

放鬆腳跟步行的簡單做法

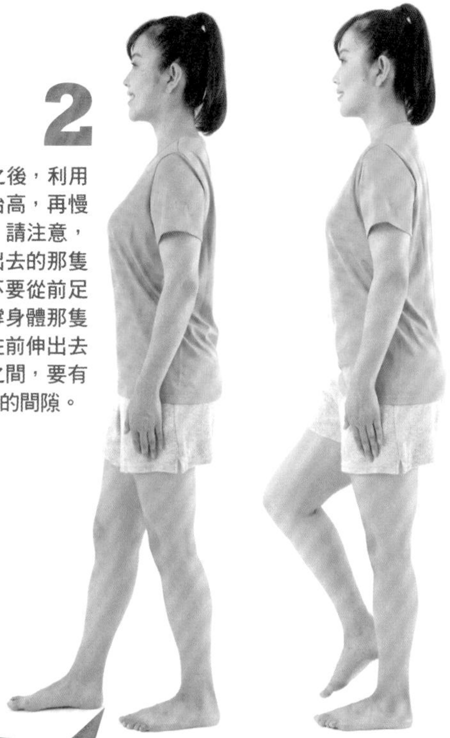

1

按照第84～85頁的「正確的站立方式」站好之後，再原地踏步。並請將腳抬高至腳踝的高度。要用雙腿根部的肌肉將腳抬高，而不是用力踩地後抬高。

2

原地踏步幾次之後，利用相同做法將腳抬高，再慢慢地向前移動。請注意，不要在往前伸出去的那隻腳施力，並且不要從前足接觸地面。支撐身體那隻腳的腳尖，與往前伸出去那隻腳的腳跟之間，要有超過1個拳頭大的間隙。

★

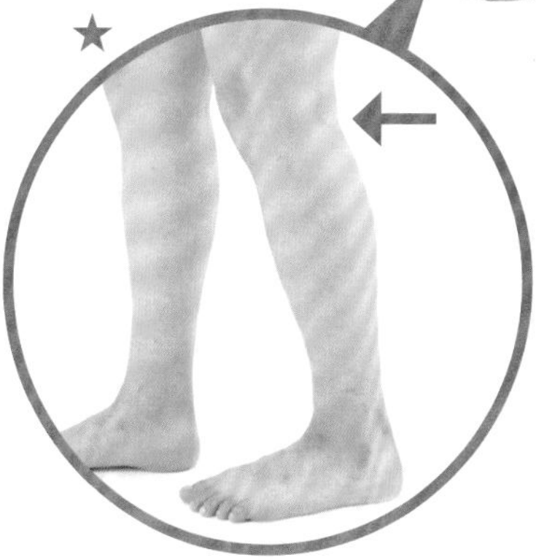

提醒自己走路時不要在拇趾上施力，要將重心放在腳跟一側。

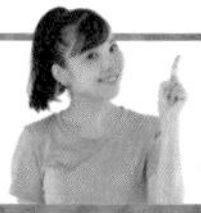

POINT

1. 提醒自己不要試圖將腳往前伸出去，而是要將腳抬高。
2. 避免讓身體超過腳往前伸出去。
3. 後腳膝蓋不要完全伸直。（★參閱照片）

當開始用這個方法走路之後，重心就不太會放在前足一側，而能將重心放在腳跟一側行走。

可能會覺得幾乎沒有用到腳趾，但是這樣也沒關係。

這是因為過去一直過度使用腳趾，所以覺得似乎沒有用到腳趾而已。當將腳往前踏出去的時候，重心就會自然而然從腳跟移動到腳趾處。

因此，只要**提醒自己「重心放在腳跟一側」就夠了**。

只要用放鬆腳跟步行法行走，我想應該可以深刻感受到，腳比平時抬得更高。理想的狀態是，腳應該要抬高至腳踝的高度。

很多人都沒有將腳好好抬高走路的習慣，所以一定要有意識地將腳抬高。一開始最好要照著鏡子，確認雙腳抬高的情形。

即使學會了放鬆腳跟步行法的做法，但是要立即將這個方法實際運用在日常生活當中，可能還是相當困難。

從下一頁開始，我將介紹5種有效的訓練方式，讓大家能學會放鬆腳跟步行法。

這5種訓練方式，全都是為了讓掌握放鬆腳跟步行法的感覺。練習愈多次，就能愈快學會放鬆腳跟步行法。

一開始請逐一嘗試看看，當找到最容易練習的步行法訓練方式之後，再每天持之以恆地做下去。

等到可以輕鬆完成之後，再改做其他的訓練方式。

每天只需要訓練10分鐘即可（只有抬膝是每天單腳各做10次）。

放鬆腳跟步行法的訓練方式

從5種訓練方式當中，找出容易練習的方式之後，
一開始請先重複做1種訓練方式。
等到可以輕鬆完成之後，再來嘗試其他的訓練方式。

單靠腳跟走路

每天
10分鐘

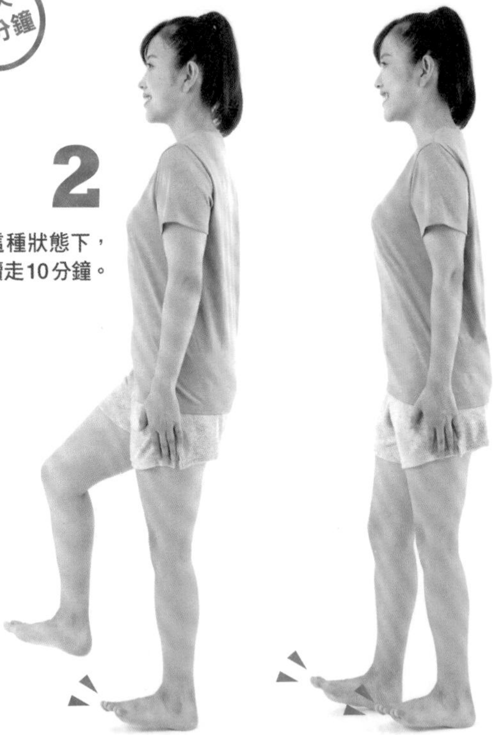

1

將雙腳的腳尖抬高，單靠腳跟著地。

2

在這種狀態下，持續走10分鐘。

這種訓練方式是為了掌握重心放在腳跟一側的感覺。

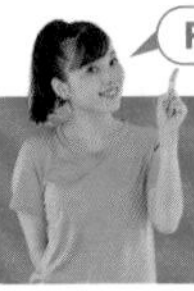

POINT

膝蓋不要伸直，而要確實彎曲，並且有意識地抬高。

兩階段步行

這種訓練方式
是為了不要讓重心
一下子往前移動。

1 將一隻腳往前伸出去。往前伸出去那隻腳的腳尖抬高，單靠腳跟著地。從這個狀態開始動作。

2 往前伸出去那隻腳的腳尖著地，同時將後腳往前伸出去。

3 往前伸出去那隻腳的腳尖抬高，單靠腳跟著地。這個動作要重複做10分鐘，一面往前移動。

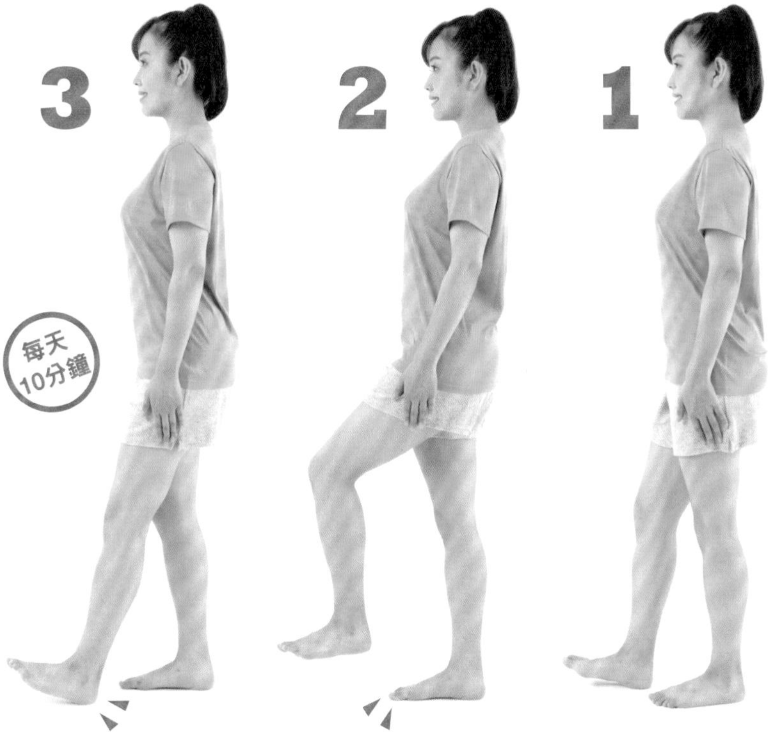

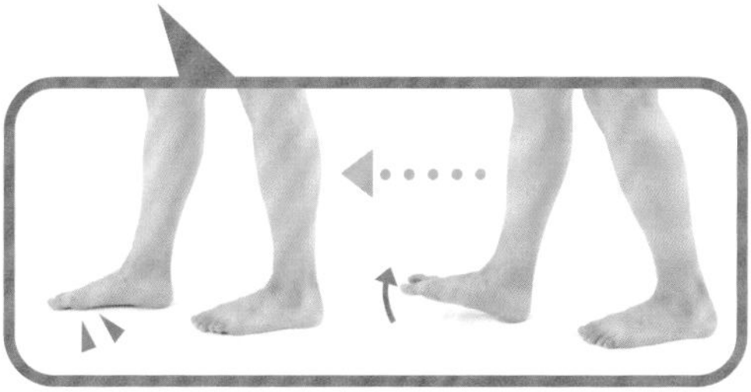

POINT

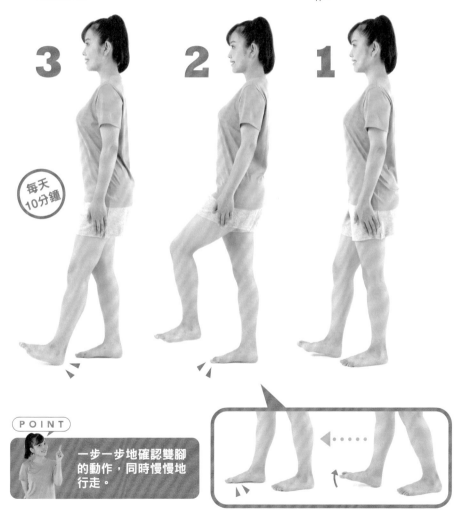

一步一步地確認雙腳的動作，同時慢慢地行走。

抬膝（抬腿）

1

將一隻腳抬高，使膝蓋呈90度。

2

將抬高的腳放下，直到快要接觸地面為止。單腳各做10次。

※ 無法保持平衡，身體會搖晃的人，將一隻手靠在牆上練習會比較容易進行。

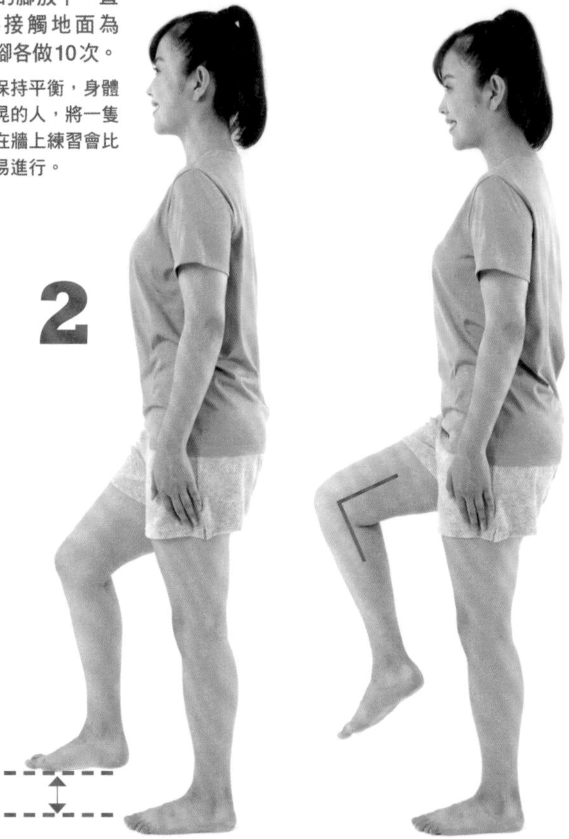

每天單腳各做10次

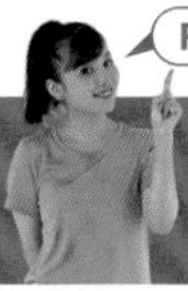

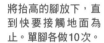

POINT

請將重心放在支撐身體那隻腳的腳跟一側。

這種訓練方式可以掌握用大腿根部的肌肉將腳抬高的感覺。

畫圓步行

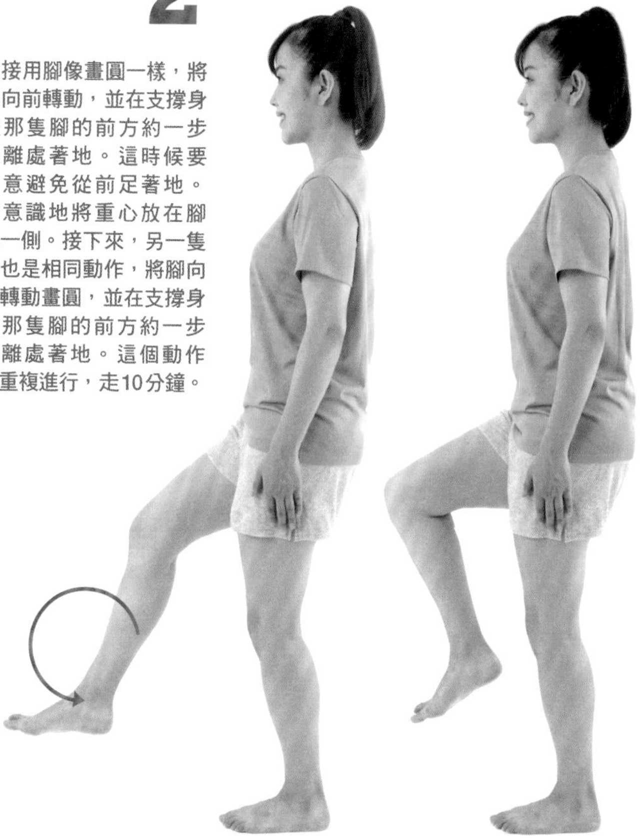

1

將一隻腳抬高，使膝蓋呈90度。

2

直接用腳像畫圓一樣，將腳向前轉動，並在支撐身體那隻腳的前方約一步距離處著地。這時候要留意避免從前足著地。有意識地將重心放在腳跟一側。接下來，另一隻腳也是相同動作，將腳向前轉動畫圓，並在支撐身體那隻腳的前方約一步距離處著地。這個動作要重複進行，走10分鐘。

每天10分鐘

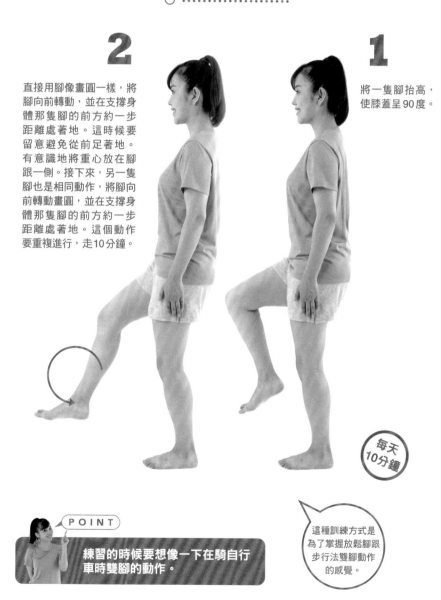

POINT

練習的時候要想像一下在騎自行車時雙腳的動作。

這種訓練方式是為了掌握放鬆腳跟步行法雙腳動作的感覺。

踢毛巾步行

2

上半身不動，用膝蓋踢毛巾走10分鐘。要留意往前伸出去的那隻腳，不能從前足著地。有意識地將重心放在腳跟一側。

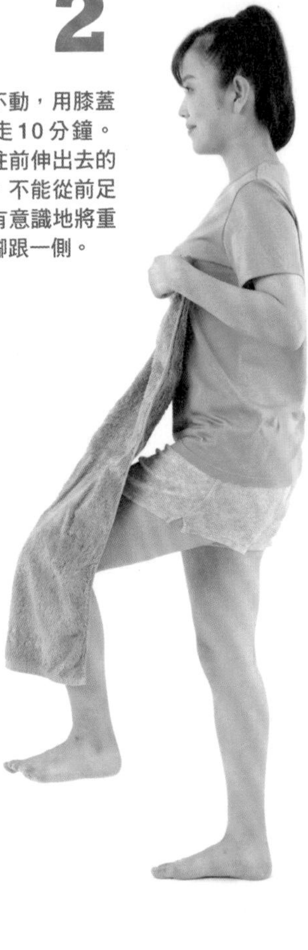

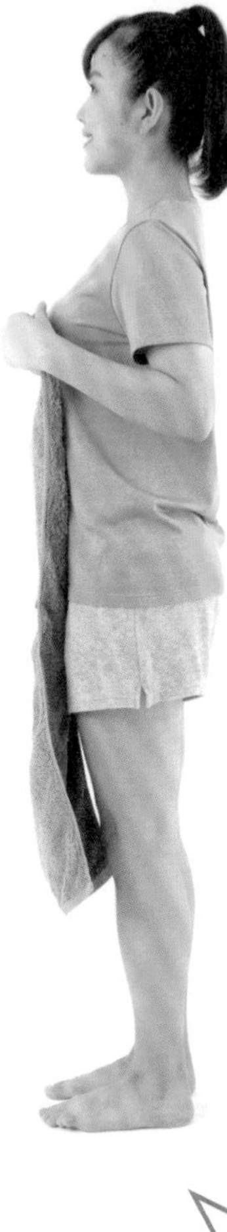

1

雙手拿著毛巾，縱向垂放在胸前。

每天
10分鐘

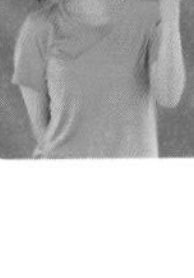

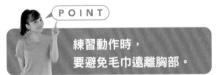

POINT

練習動作時，要避免毛巾遠離胸部。

這種訓練方式可以掌握走路時從雙腳而不是從身體往前移動的感覺。

3 掌握重心放在外側的感覺

放鬆腳跟步行法，是一種將重心放在腳跟一側與外側的走路方式，但是要有意識地將重心放在外側，可能有些困難。

然而，當能夠正確地運用放鬆腳跟步行法之後，由於雙腳形狀的關係，這時重心就會落在外側。

也就是說，步行時只要**有意識地將重心放在腳跟一側，重心自然就會落在腳跟一側與外側**。

只不過，走路時嚴重習慣在拇趾用力踩下去，導致重心落在內側的人，光只是有意識地將重心放在腳跟一側，可能無法改掉這個習慣。

如果是這種人，請留意以下2點。

●收緊臀部

請用正確的站立方式站好，站立時用力收緊臀部。

如此一來，重心就會轉移到腳的外側，腳的內側會出現浮起來的感覺，這種狀態正是重心放在外側的感覺。

不必想著「要將重心放在外側」，只要能收緊臀部，「不要在拇趾出力」即可。直到習慣之前，拇趾可能會有一點浮起來的感覺，但是要有意識地盡可能避免浮起來。

如果重心放在雙腳外側的話，不就會變成O型腿嗎？有些人會有這樣的誤解，但是這種事情並不會發生。

只要面向鏡子站好，將重心放在雙腳外側的筆直地向前走的話，就會明白膝蓋並

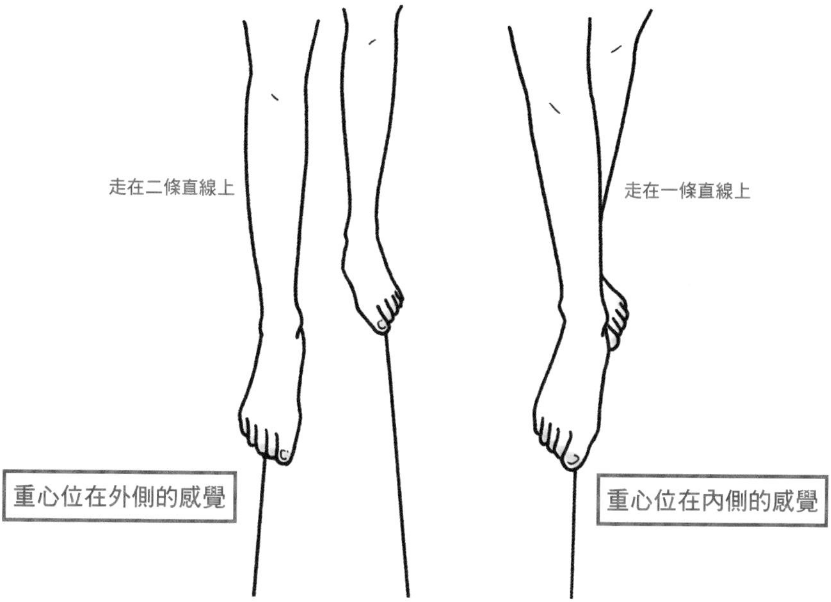

不會朝外，而是筆直地朝向前方。

●想像一下走在二條直線上

重心放在外側的感覺，類似二隻腳分別踩在像鐵軌一樣的二條直線上走路時的感覺（參閱上圖）。

另一方面，當重心位在內側時，感覺會類似踩在一條直線上走路時的感覺。

只要想像一下走在二條直線上，就很容易掌握重心放在外側的感覺。

當將重心放在外側走路時，可能會覺

得自己走路外八了，但是實際上是筆直地行走，所以請不用擔心。

放鬆腳跟步行法，做起來一點也不困難。

然而，也有些人可能因為長年以來的走路習慣，而感到很困難。

為了改掉這種習慣，「覆寫」成放鬆腳跟步行法，訓練是很重要的一環。

要有毅力，相對當養成放鬆腳跟步行法後，就會得到驚人的健康效果。

只要持續練習第92～96頁的5種訓練方式，自然會學會放鬆腳跟步行法。

為了獲得終生受益的走路方式，請要努力地堅持下去。

「放鬆腳跟步行法」檢查表

- ☐ 往前伸出去的腳有抬高至腳踝的高度
- ☐ 往前伸出去的腳沒有出力
- ☐ 腳有比身體往前伸出去
- ☐ 沒有從前足著地
- ☐ 重心有放在腳跟一側
- ☐ 有用雙腿根部的肌肉將腳抬高，而不是用力踩地後抬高
- ☐ 有用走在二條直線上的感覺在走路
- ☐ 朝向鏡子走路時，膝蓋的線條看起來是筆直的

如果所有方框都有打勾的話，

表示已經學會放鬆腳跟步行法了。

如果有1個方框沒有打勾的話，

請重複5種練習方式，

掌握放鬆腳跟步行法的做法。

column

關於足部的常見誤解❸

「O型腿」

O型腿的人，往往都會努力讓雙膝靠攏，使雙腳間的間隙消失。

只不過，這麼做並無法正確治好O型腿。

只要實際站在鏡子前方，試著讓雙膝靠攏後站著就會明白。

請在這種狀態下，檢查以下3件事。

- **足弓是否塌陷消失了呢？**
- **大腿看起來是否比雙膝靠攏之前更粗呢？**
- **膝蓋是否朝內而不是朝前呢？**

絕對不是想像中的美麗腿型對吧？

由於腿部結構的關係，雙腳膝蓋靠攏之後，雙腳的間隙並不會消失。

雙腳的間隙，反而會因為雙膝後側的內側靠攏而消失不見。

現在請站在鏡子前方，試著將膝蓋後側的內側靠攏，使它們貼在一起。就像將臀部收緊一樣。

如此一來，足弓升高，膝蓋會朝前，而且大腿會比剛才看起來更細，整個腿型應該也會變好看。

如果想要改善O型腿的話，必須將膝蓋後側靠攏，而不是前側。

關於走路方式也同樣需要改善。

假如走路方式是將重心放在腳的內側，類似走在一條直線上的話，會更容易出現O型腿。

如果在走路時是將重心放在腳跟一側及外側，就像放鬆腳跟步行法一樣的話，腳的方向就會變筆直，O型腿也會逐漸改善。

事實上，「腰部兩側緊繃」、「膝蓋內側長出贅肉」等等的原因都是一樣的。

在美容強國的韓國，甚至有足部美容整型外科醫師已經研發出這方面的足部訓練機。

學會將重心放在腳跟一側及外側的放鬆腳跟步行法後，就連O型腿也能加以改善。

chapter 4

深入了解 放鬆腳跟步行法

1 放鬆腳跟步行法讓人開心的效果

已經有許多人透過放鬆腳跟步行法，改善了各種症狀。
這些病例總數超過1800例（截至二〇一九年八月）。
在這當中，我想為大家介紹二個讓我留下深刻印象的故事。

●富永久美子女士的案例（50多歲女性）

腰痛、肩膀痠痛、雙腳慢性水腫得到改善！

久美子女士來自福岡，一家人經營一家整骨院。

她原本是名護理師，當時在整骨院負責接待的工作。

她的丈夫是名治療師，聽說多年來一直致力於改善拇趾外翻。

他調查了日本各地的種種技術，包括貼紮、護具、腳趾訓練以及按摩等等，幾乎試過所有可用的方法。

然而每一種方法卻都沒有效果，他並沒有得到他想要的成果，已經快要放棄了。

這時候，他在一次偶然的機會下得知了「放鬆腳跟步行法」，便從福岡專程來到大阪拜訪我，很想要和我詳細談談。

當時久美子女士也一起過來了。我清楚記得，他們二位的走路方式都很糟糕。

當我實際測量他們的拇趾角度之後，發現太太患有拇趾外翻。

她的右腳拇趾角度（拇趾彎曲的角度）居然是22.4度。這是屬於中度拇趾外翻了（參閱第109頁的照片）。

經我仔細詢問之後，她說她的拇趾外翻並沒有任何疼痛，但是確實長時間都感到腰痛、肩膀痠痛、雙腳慢性水腫無力。

她說她萬萬沒想到，這些疼痛竟然是從足部傳來的。

「我很震驚自己的雙腳狀況如此糟糕，但是當我得知原來不舒服的感覺是因為走路方式的關係時，反而讓我大開眼界了。」

為此，二人體認到在整骨院指導患者之前，首先必須改善自己的走路方式，於是開始認真學習放鬆腳跟步行法。

久美子女士第一次測量是在二月底的時候。右腳拇趾外翻原本是22．4度，5個多月後的八月初，再測量時已經改善到14．4度了（參閱第109頁照片）。如果低於15度，以一般標準來說就不算拇趾外翻。拇趾外翻僅僅經過幾個月，便完全治癒了。

隨之而來令她**長年困擾的腰痛、肩膀痠痛、雙腳水腫無力，甚至是駝背等問題也得到改善**。當然，她也很高興走路變得輕鬆多了。

久美子女士在親身體驗自己的身體，因為走路方式而發生如此巨大的轉變之後，為了分享這種感動，她和她的丈夫現在正努力在家鄉推廣正確的走路方式。

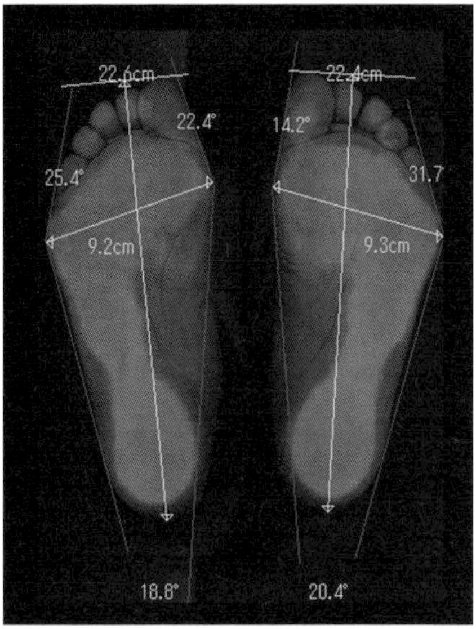

右腳拇趾角度 22.4°
-8.0° 14.4°

左腳拇趾角度 14.2°
-4.4° 9.8°

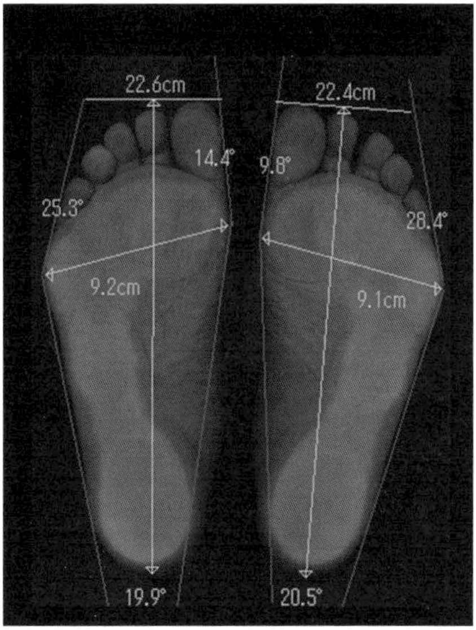

右腳的拇趾外翻
改善至正常值。
雖然左腳並沒有拇趾外翻，
但是左腳的角度
變得更加平緩，
走路也更穩定了。

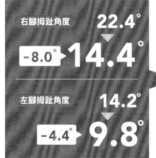

●H小姐的案例（20多歲女性）

腰部、臀部、大腿都小了一號！

H小姐原本是因為拇趾外翻的問題，才會來到治療所。

她從事研究工作，工作時幾乎都是一直站著。她說在工作期間，拇趾根部會痛的情形讓她十分困擾。

她會來治療所，就是為了想辦法改善，以便能繼續工作。

她在學了幾次放鬆腳跟步行法後，拇趾外翻幾乎就感覺不到疼痛了，走路也變得非常輕鬆，讓她感到非常高興。

就在拇趾外翻的外凸情形順利改善的某一天，H小姐突然問我：**「放鬆腳跟步行法也會讓腳變細嗎？」**

她說她一直很緊繃的褲子，最近好像愈來愈鬆了。

H小姐愛用的內衣，是由一家以塑身衣聞名的M公司生產的，聽說M公司為了讓客戶穿上適合自己身體狀況的內衣，工作人員會定期測量客戶的尺寸再進行調整。

H小姐說，自從她開始**實行放鬆腳跟步行法後，腰部、臀部、大腿的尺寸就愈來愈小**，店員很驚訝地問道：「妳做了什麼嗎？」

但是在當時，就連我自己也沒有察覺，放鬆腳跟步行法居然還可以改善「腿型」。

後來，H小姐對於放鬆腳跟步行法的各種效果感到非常滿意，還介紹了5、6名朋友來找我，而她的這些朋友，也都穿著M公司的內衣。

接下來當大家開始實行放鬆腳跟步行法後，同樣地腰部、臀部、大腿的尺寸都逐漸變小了。

最後連M內衣公司的工作人員都在問：「究竟是教了怎樣的步行法？」於是也開始來到治療所。

經過這一連串的事情之後，我問了那些已經學會放鬆腳跟步行法的人有何感想。

結果，大家都有感受到許多變化，比方說**褲子變得容易穿上了、身材變苗條了、**

小腿肚變細了、男朋友說他覺得腿型出現變化。

其中還有人**腰圍減了9cm，大腿瘦了5cm**。

只要改變走路方式，使用的肌肉就會不一樣。

隨之而來的，可想而知當然就是身體會發生變化。

現在，我可以充滿自信地告訴大家，透過放鬆腳跟步行法還可以讓雙腳和身體變緊實。

常見問題 1

穿高跟鞋也可以採用放鬆腳跟步行法嗎？

高跟鞋因為其形狀的關係，重心會往前，導致靠前足一側站立或行走。

通常大家都以為是鞋頭尖的形狀，才會造成拇趾外翻，其實重心落在前側才是引發拇趾外翻的主要原因。

放鬆腳跟步行法，是一種將重心放在腳跟一側的走路方式。換句話說，與穿著高跟鞋的狀態正好相反。

說實話，**高跟鞋的鞋跟高度愈高，愈難採用放鬆腳跟步行法**。

現在可以立即採取的措施，就是盡可能穿著低鞋跟的高跟鞋，走路時也要留意，盡量讓重心放在腳跟一側。

然而，為了工作或時尚上服裝的需要，某些場合下應該還是會想要或需要穿有高度的高跟鞋。

我想向這些人推薦一款「高跟鞋鞋墊」，這樣即使穿著高跟鞋，也容易實行放鬆腳跟步行法。

我尤其**推薦Impact Trading Co., Ltd ‧所販售的「SUPERfeet」的「EASYFIT High Heel」**。

當腳跟踩在這款鞋墊上，會在高跟鞋內部形成一個平台，讓即使穿著高跟鞋，也可以非常容易實行放鬆腳跟步行法。

另一方面，穿高跟鞋時應避免在前足下方加上軟墊之類的緩衝材。

如果因為腳尖會受到負擔而放置柔軟的鞋墊，雙腳就會感到不穩定，走路搖晃，造成雙腳更大的負擔。

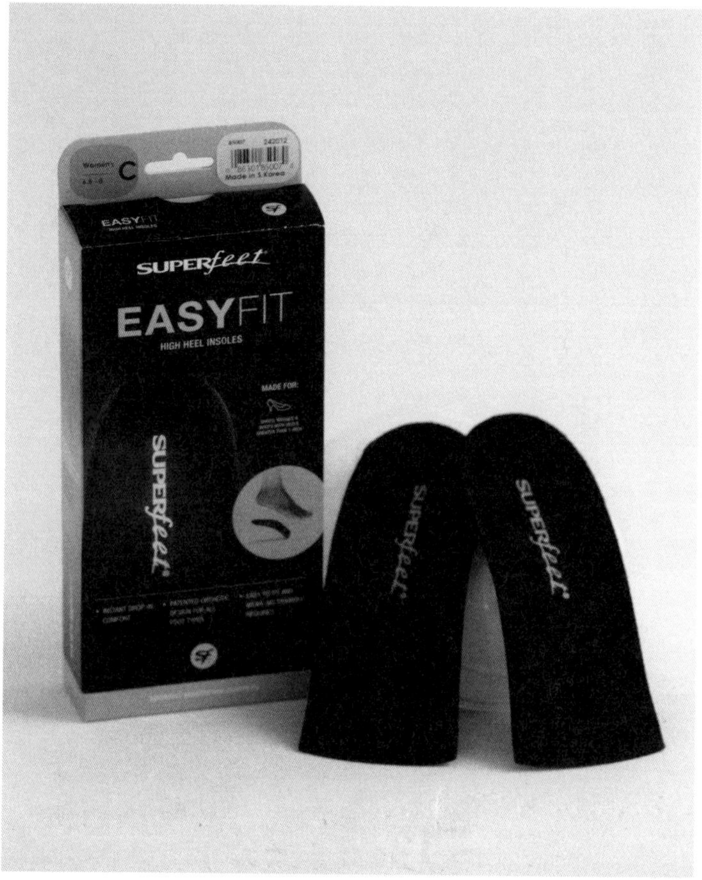

EASYFIT High Heel
使用鞋墊的話，即使穿著高跟鞋也很容易實行放鬆腳跟步行法。

常見問題 2

小孩和老人也可以採用放鬆腳跟步行法嗎？

事實上在我的治療所裡，就連小學低年級的孩子和80歲以上的老人都在學習放鬆腳跟步行法。甚至是柱著拐杖或是患有帕金森氏症的人，也都在逐步學習放鬆腳跟步行法。

所以，**基本上可說任何人都可以做得到**。

只是對小孩子來說，問題還是在於能不能讓他們「想要學會放鬆腳跟步行法」。年紀還小的孩子，並不是長年累月都是用錯誤的走路方式在行走，所以糾正成放鬆腳跟步行法後，不適感會比大人少很多。

然而，由於孩子每天都必須改變走路方式，如果強迫他們去做，或是只有在指導時這麼做的話，很難養成習慣。

換句話說，讓他們想著「我要實行那種步行法」、「我要採用那種步行法」，所謂的提供動機是很重要的事。

在治療所裡，如果孩子確實會感到疼痛，我就會告訴他：「只要用這種步行法就不會痛了！」

除此之外，只要設身處地提供動機，例如說：「如果用這種步行法，足球就會踢得更好」、「腳會更好看」，他們就會充滿熱忱地努力去做。

假如孩子會想主動嘗試放鬆腳跟步行法並且付諸實踐的話，他們能夠很快吸收並做得更好。

老年人有別於小孩子，已有長年形成的走路習慣，所以很難糾正。而且隨著年齡增長，身體活動能力愈來愈差，所以問題在於是否能夠持之以恆地堅持下去。

不過，**試過放鬆腳跟步行法後就能深刻感受到疼痛及症狀有所改善，因此看來這也會是大家努力實行的一大動力**。

讓我們盡可能想像未來可以擁有「健康的身體」，好好努力吧！

常見問題 3

採用放鬆腳跟步行法也可以大步走或快走嗎？

許多人認為大步走或快走就會很健康，對身體有益，我經常被人問到這個問題。

以結論而言，當習慣之後，就能在一定程度下大步走或是加快走路速度。

不過，放鬆腳跟步行法原本就是屬於一種「走路方式」，而不是「跑步方式」。當愈想要試著加快速度，姿勢和動作，就會慢慢地愈來愈像跑步一樣。結果，放鬆腳跟步行法的姿勢便會完全走樣。

如果想加快速度到某種程度，不管原本是怎樣的「走路方式」，都很難避免姿勢走樣。

以每一步的距離而言，並沒有「愈小愈好」或是「愈大愈好」的說法，只有適合

一個人身高及腿長的「適當距離」。

當然，如果邁得太大步，相對就會對身體造成負擔。

此外，透過大步走或是加快速度來「增加熱量消耗」，這點也會連帶讓身體增加負擔。

與其透過快走或大步走，不惜讓走路方式走樣來增加熱量消耗，倒不如學習沒有負擔又自然的放鬆腳跟步行法，走路時就好好走路，熱量就靠「慢跑」之類的方式來消耗，可說才會對避免走路方式走樣有幫助。

常見問題 4

對於天生的拇趾外翻或是事故造成的膝痛也有效嗎？

確實拇趾外翻有時也是因為遺傳因素造成的。

然而，幾乎沒有100％天生的拇趾外翻。

從小就有拇趾外翻，一直保持相同狀態的人並不多，證據就是很多人不是病情加重，就是疼痛加劇了。

所以**雙腳的使用方式不正確，才會讓拇趾外翻進一步惡化**。

關於天生的部分，或許很難靠走路方式加以改善。

但是，對於後來因為生活習慣或是雙腳的使用方式，導致後天才惡化的部分，卻可以充分獲得改善。

事實上，至今我已經指導過1000多名拇趾外翻的患者如何走路，並非完全沒有任何改善。

針對疼痛的情形，幾乎所有患者都得到改善了。

這點對於因事故造成的膝痛等症狀，可說也是如此。

如果在事故之後，出現慢性症狀或疼痛的話，這種情形不太可能單純是事故本身造成的。

因為症狀或疼痛，會隨著事故後身體的使用方式及走路方式而加劇。

這類的情形，其實經常發生。

採用放鬆腳跟步行法，藉此讓雙腳和身體在正確的狀態下活動之後，從而充分激發出自然治癒力，讓症狀獲得改善的例子比比皆是。

常見問題

5

即使採用了放鬆腳跟步行法還是會腳痛，這是為什麼呢？

首先，對於拇趾外翻引起的疼痛，由於其發生機制，只要能做到正確的放鬆腳跟步行法，疼痛很快就會消失，至少不會再那麼痛了

可是，即使已經用正確的方式行走，針對其他疼痛，由於程度不一的關係有時可能並無法立即改善。

此外，起因於外傷的時候，有時也無法有所改善。

在這種情況下，必須去讓醫生診療。

如果來向本協會（一般社團法人Native-walking協會）諮詢，我們將會指導是否可以透過放鬆腳跟步行法來改善症狀。

請隨時利用協會官網（http://native-walking.com）上的諮詢表與我們聯絡。

再者，還有另一種可能性，就是**可能還沒有學會「正確的放鬆腳跟步行法」**。

雖然這是很簡單的走路方式，但是在自己過去的習慣影響下，令人意想不到的是很多人做的並不正確。

在這種情況下，請再次參考第3章的（第101頁）檢查表，仔細檢查是否已經學會放鬆腳跟步行法了。

如果能使用智慧手機等工具，將自己的走路方式拍攝下來好好觀察的話，就會更清楚地發現自己沒做好的地方。請大家一定要試試看。

結語

我曾經在學生時代因為受傷而放棄了夢想，

所以我希望不要再有人，

由於受傷或疼痛而放棄自己想做的事情，或是不敢追夢，

於是在37歲時成為了一名治療師。

那些滿臉愁容來到治療所的人將不再感到痛苦，

他們的身體會好起來，最終能夠繼續工作、發展嗜好，

期待著明天來臨……。

當我看到人們像這樣恢復健康時，

我會很希望他們盡可能長時間保持良好狀態。

我會很希望盡量不要再復發。

考量到這一點，我開始投入走路方式的研究，最終想到了放鬆腳跟步行法。

如今，每次聽到許多學會放鬆腳跟步行法的人說：

「我很高興學到了這種步行法。」
「這讓人恍然大悟。」
「希望這種步行法能夠迅速推廣開來。」
我就會更想讓愈來愈多人，
學會這種完美的走路方式。

要從過去習慣的走路方式，改成新的步行法，
可能會比想像得更困難。
有些人也許會做不好，而無法立即感受到效果。
但是，請慢慢來就好，所以不要放棄並堅持下去。
努力，一定會在不遠的將來為身體帶來令人開心的變化，
就像我見過的許多患者一樣。

中島 武志

作者簡介

中島武志

步行指導專家、一般社團法人Native-walking協會代表、健康調理中心新大阪中心主任、身體調理訓練師

為了從根本解決患者的足部症狀，積極研究足部醫學先進國家美國的足部醫學，收集大量治療及步行指導數據，開發出以足部結構為基礎，得以合理改善走路方式的獨創方法「放鬆腳跟步行法」。截至目前為止，已幫助超過1800人（截至2019年7月）改善足部症狀。現在憑藉著治療實績，除了來自近畿地區各地的患者之外，更有來自沖繩、高知及島根等地的患者。自2017年底以來，應其他治療師邀請下，持續為東京、福岡、靜岡及岡山等日本各地的治療師，分享並指導放鬆腳跟步行法的技巧。

監修者簡介

佐佐木政幸

日本骨科學會認證骨科專科醫師、NPO法人腰痛、膝痛小組醫療研究所副理事長

1996年進入慶應義塾大學醫學院骨科就讀。曾任職於濟生會宇都宮醫院、國立療養所村山醫院（現為村山醫療中心）、東京都保健醫療公社大久保醫院等，隨後於2010年開設了久我山骨科疼痛診所。致力於透過針對每位患者量身定制的精心治療，盡可能提升患者的生活品質。贏得許多患有背痛、膝痛、肩膀痠痛、手腳麻痺緊繃、骨質疏鬆等患者的高度信任。

足・腰・ひざの痛みが消える ゆるかかと歩き
ASHI・KOSHI・HIZA NO ITAMI GA KIERU YURUKAKATO ARUKI by Takeshi Nakajima
Copyright © Takeshi Nakajima 2019
Illustrated by Maiko Taneda
Model by Ayaka Domyoji(Aegis inti)
Photo by Joung(Shashinbiyori)
All rights reserved.
Originally published in Japan by ASA Publishing Co.,Ltd.,
Chinese (in traditional character only) translation rights arranged with
ASA Publishing Co.,Ltd., through CREEK & RIVER Co., Ltd.

緩步腳跟慢行
用走路改善腰腿痛、O型腿、拇趾外翻

出　　　版／楓葉社文化事業有限公司
地　　　址／新北市板橋區信義路163巷3號10樓
郵 政 劃 撥／19907596　楓書坊文化出版社
網　　　址／www.maplebook.com.tw
電　　　話／02-2957-6096
傳　　　真／02-2957-6435
作　　　者／中島武志
監　　　修／佐佐木政幸
翻　　　譯／蔡麗蓉
責 任 編 輯／林雨欣
內 文 排 版／謝政龍
港 澳 經 銷／泛華發行代理有限公司
定　　　價／360元
出 版 日 期／2024年7月

國家圖書館出版品預行編目資料

緩步腳跟慢行：用走路改善腰腿痛、O型腿、拇趾外翻 / 中島武志作；蔡麗蓉譯. --初版. -- 新北市：楓葉社文化事業有限公司, 2024.07　面；　公分

ISBN 978-986-370-692-2（平裝）

1. 運動健康　2. 健行

411.712　　　　　　　　113007700